현대가정의학시리즈 11

한평생 온 가족 건강을 위하여

감기 예방과 치료법

(완벽한 사진해설)

현대건강연구회 편

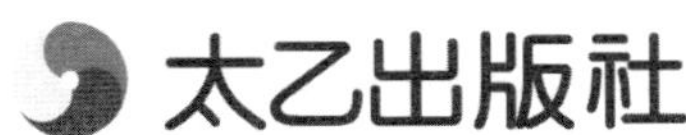

머리말

우리나라 사람은 대체로 1년 동안 5~6회 정도는 감기에 걸린다고 한다. 감기는 우리나라 사람 뿐만 아니라 전세계의 모든 민족이 걸리는 가장 대중적인 질병이다.

그렇지만, 이처럼 우리 몸 가까이에 있는 질병임에도 불구하고, 감기에 대하여 쓰여진 책은 별로 없다. 아마 그것은 감기가 치명적인 질병이 아니고, 예후(予後 ; 병의 경과에 관한 의학상의 견해)가 양호하고, 발병의 원인이 많은 바이러스 때문이라고 생각할 수 있을 것이다.

그러나 한편으로는 '감기는 만병의 근원'이라고도 말하는데, 이 말은 감기를 가볍게 여기지 말도록 하는 옛날부터의 훈계이다. 확실히 대수롭지 않게 감기로 생각하여 계속해서 무리하면 폐렴이나 기관지염 등 젊은 사람에게도 중대한 질병이지만, 노인이나 아기에게는 목숨을 빼앗아 갈 우려가 있는 무서운 질병이다. 본문에서도 언급하고 있지만, 폐렴, 기관지염이 아기들과 노인들의 사망 원인 중 4위를 차지하고 있다는 것이 그 무서움을 말해주고 있다.

또한 감기가 만병의 근원이라고 말하는 이유는, 감기처럼 보이는 중대한 질병이 많기 때문일지도 모른다. 결핵, 폐암, 기관지 천식, 기관지 확장증(擴張症) 등, 호흡기 질병의 대부분이 감기와 비슷해서 혼동하기 쉬운 증상을 동반한다. 이런 중대한 질병들을 감기라고 생각하여 그냥 방치해 두고 말기 때문에 조기(早期) 발견할 기회를 뻔히 알고 있으면서도 놓치는 경우가 있는 것이다.

감기는 또한 사회적 손실이라는 점에서도 한번 생각해 볼만한 가치가 있는 질병이다. 이것은 근로자가 질병으로 결근하는 이유의 제1위는 감기 때문이고, 유행성 감기가 유행했던 해에는 의료비가 증가한다는 사실이 있기 때문이다.

감기를 완전히 막을 수는 없지만, 줄일 수 있다면 기관지염이나 폐렴으로 사망하는 노인이나 어린아이의 수도 적어질 것이며, 사회적 손실도 대단히 줄어들 것이다. 감기는 평소의 노력이나 연구로 꽤 예방할 수도 있고, 만약 감기에 걸렸다 해도 쉽게 고칠 수가 있다. 감기야말로 가정요법(민간요법)이 무엇인가를 말하는 질병인 것이다.

이 책에서는 감기를 예방하거나 감기의 증상을 호전시키는 방법을 가능한 많이 실었다. 감기약의 사용 방법, 한방약을 효과적으로 사용하는 요령, 민간약, 급소를 이용한 동양의학 요법, 영양이나 식사 등, 여러 가지 요법을 사진, 그림, 표 등을 충분히 이용하여 구체적으로 소개하고 있다.

안정을 취하는 방식 하나만 하더라도 단지 이불 속에 들어가는 것과, 증상에 맞는 약을 시간 맞춰 복용하는 것, 급소에 적절한 자극을 가하는 것, 방의 온도나 습기에 주의를 기울이는 것 등, 대수롭지 않은 것이라도 궁리를 한 후에 이불에 들어가는 것은 치료 방법에 있어 상당한 차이를 기져온다.

여기에서 취급한 가정요법은 초보자도 간단하고 안전하게 할 수 있는 것들이다. 증상이나 체질에 맞추어 보고, 하기 쉽다고 생각하는 것을 실지로 해보기 바란다.

그리고 후반부에는 감기에 대한 해설을 실었다.

어디에나 있는 흔한 질병이면서도 우리들은 감기에 대해 잘 모른다. 감기에 대한 지식을 깊게 하는 것 역시 감기 예방과 치료에 도움이 될 것이다. 증상에 대한 치료방법과 맞추어 반드시 읽어 주길 바란다.

단, 여기에서 소개한 요법을 3~4일 시험해 보아도 증상이 치료되지 않을 때는 감기 이외의 질병인 것으로 생각할 수 있다. 그때는 반드시 의사의 진찰을 받도록 한다.

차 례 *

* 차 례

* 차 례

누구나 쉽게 이용할 수 있는

감기 예방과 치료법

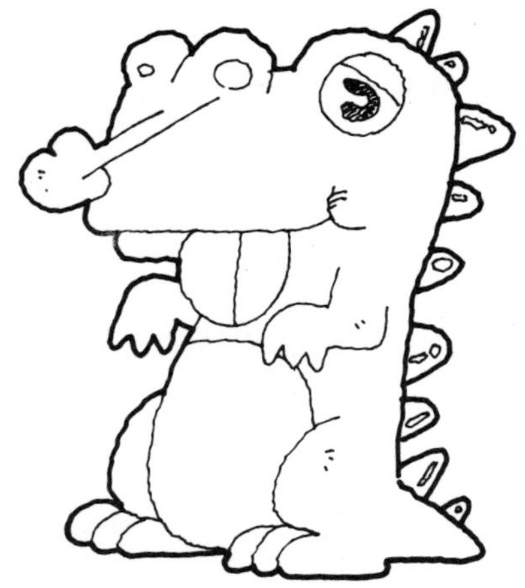

1 초기라면 이렇게 한다

오싹오싹 하는 추위가 느껴지면

감기에 걸렸을 때 오싹오싹할 정도의 가벼운 상태에서부터 아무것도 하지 않아도 몸이 떨릴 만큼 심한 상태에 이르기까지 그 정도의 차이는 있을망정 느끼게 되는 오한(惡寒)의 대부분은 신열의 조짐임에 틀림없다. 오한이 느껴지면 무엇보다도 열을 내리게 하기 위해 몸을 따뜻하게 할 여러 가지 궁리를 하게 된다.

따뜻한 물로 몸을 씻거나 우동 등을 가볍게 먹고 나서 담요나 이불을 충분히 덮고 잠을 자는 것도 좋을 것이다.

또 건조기나 뜸으로 일정한 곳을 따뜻하게 하는 것도 좋고, 동양의학의 급소(경혈 ; 經穴)을 이용해서 따뜻하게 한다면 한층 효과가 높아진다.

건조기는 넓은 부위를 동시에 따뜻하게 할 수 있고, 따뜻하게 할 부위 이외의 부분은 옷이나 타올로 덮어둘 수 있으므로 가장 적합한 방법이라고 할 수 있을 것이다.

뜸은 건조기에 비하면 극히 좁은 부위만 따뜻하게 하지만 급소에 뜸을 둠으로써 뜨거운 열 자극이 빠르고 효과적으로 전해지며 더욱이 효과가 지속된다는 이점이 있다.

얇게 썬 생강 위에 쑥을 올려 놓고, 뜨거워진 다음에 없애는 뜸

(생강뜸)이라면 생강의 약효와 함께 습기 찬 열이 전해지고, 온열효과가 더욱 더 지속된다.

헤어 드라이어로 따뜻하게 한다

① 우선 대추(大椎)와 풍문(風門)이라는 급소를 중심으로 목 뒤에서부터 등에 걸친 부위를 따뜻하게 한다. 대추(大椎)는 목을 숙였을 때, 튀어나온 뼈(제7경추 ; 第七頸椎)의 아래에 있다. 풍문(風門)은 대추(大椎)에서 아래쪽으로 손가락 세 개 정도 내려와서 다시 손가락 두 개 정도 바깥쪽으로 간 곳에 있다.

② 헤어 드라이어의 온풍을 몸에서 7~8cm 거리를 두고 대며 뜨거움을 느끼면 뗀다. 이것을 2~3회 반복한다.

③ 다음으로 발바닥 전체로 이동한다. 특히 용천(湧泉)이라는 급소를 따뜻하게 한다. 용천(湧泉)은 발가락을 구부렸을 때 생기는 발바닥의 움푹 들어간 곳에 있다. 따뜻하게 되면 드라이어를 떼고, 이것을 2~3회 반복한다.

생강뜸 뜨는 방법

① 뜸뜨는 급소는 대추(大椎), 풍문(風門), 용천(湧泉)이다.

② 대추(大椎), 풍문(風門)은 앉아서 고개를 앞으로 숙인 자세나, 엎드려서 다른 사람에게 뜸뜨게 한다. 용천(湧泉)은 앉아서 자기가 뜸뜰 수 있다. 대추(大椎)는 온열자극이 대단히 잘 전해지는 급소이므로 10~15회 정도로 보다 효과를 높일 수 있다. 풍문(風門)과 용천(湧泉)에는 2~3회 뜸뜨면 충분할 것이다.

무엇보다 우선 따뜻하게 한다. 드라이어나 침으로, 목 뒤에서부터 등에 걸쳐 주의깊게.

●오한을 없애고 따뜻하게 하는 방법●

따뜻하게 하는 부위

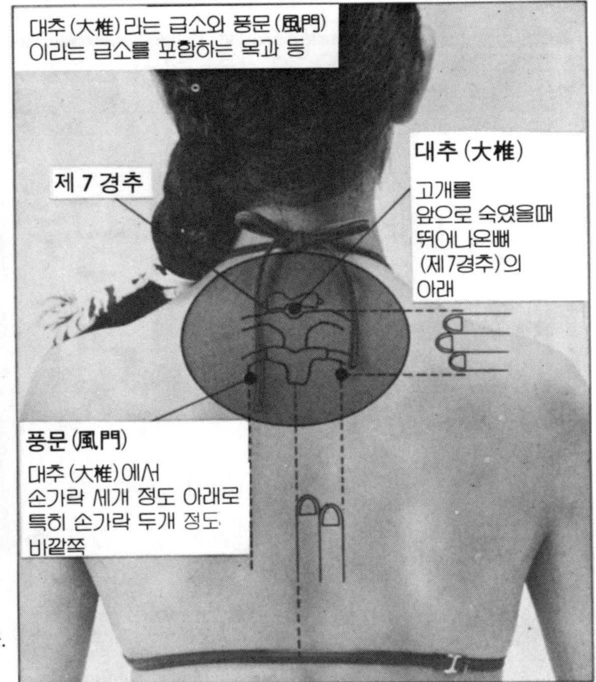

헤어드라이로 따뜻하게 한다

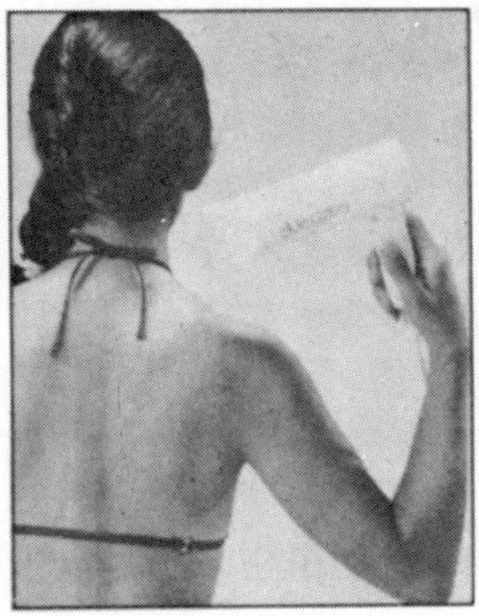

7~8㎝ 거리에서 온풍을 쐬고, 뜨거워지면 드라이어를 뗀다. 이것을 2~3회 반복한다.

따뜻하게 하는 부위

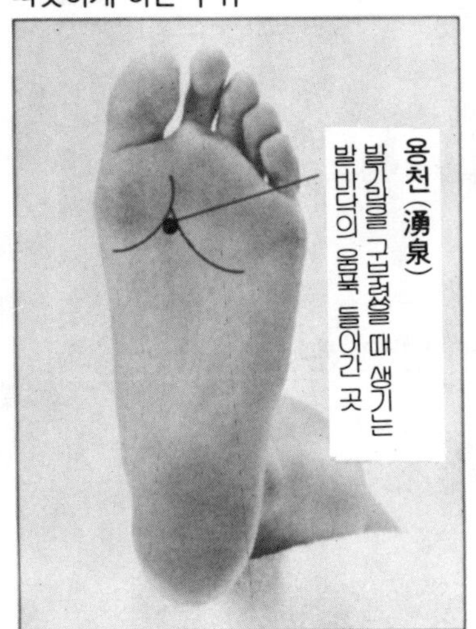

발바닥 전체.
특히 용천(涌泉)이라는 급소를 주의깊게.

생강뜸 뜨는 방법 대추(大椎)

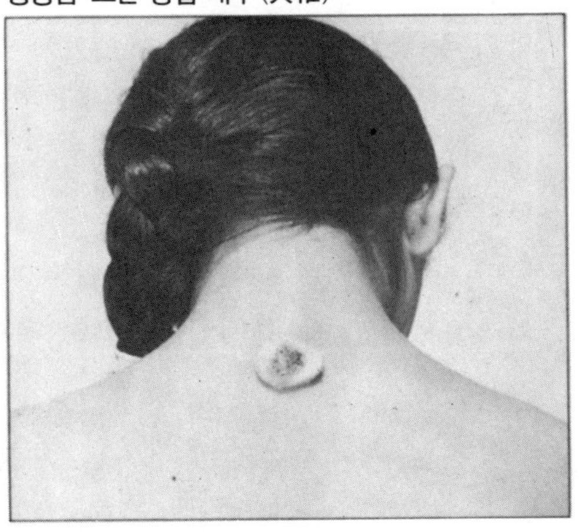

앉아서 고개를 앞으로 숙인다. 급소 위에 얇게 썬 생강을 놓고 그 위에 피라밋형의 쑥을 올려 놓은 다음 불을 붙인다. 뜨겁게 되면 제거하고, 이것을 10~15회 반복한다.

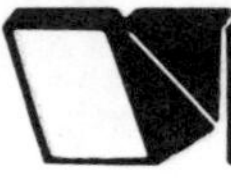

초기라면 이렇게 한다

목이 따끔따끔하거나 마르기 시작하면

목구멍이 얼얼하기도 하고 버석거리기도 하는 일은 감기의 초기에 잘 일어나는 증상이다. 이 단계에서 재빨리 증상을 치료하면 감기를 격퇴시킬 수 있다.

이럴 때는 우선 자주 양치질을 한다. 물만으로라도 상관없지만, 시중에 있는 치약이나 식염수(식염수로 목구멍에 자극을 느끼는 사람은 같은 농도의 설탕물)를 사용하면 목구멍의 질병을 어느 정도 막을 수 있다.

목이 따끔따끔하거나 목구멍이 마를 때는 잠을 자면 한층 더 아프게 되는데, 이럴 때, 자기 전에 목과 가슴에 생강뜸과 지압을 하면 편히 잘 수 있다.

단, 고열 · 출혈 · 화농 등이 있는 사람, 최고 혈압 180이상이며, 최저 혈압 120이하인 사람 또는 임신중인 사람은 복부 뜸질은 삼가해야만 한다.

병을 앓고 난 후이거나 과로일 때, 공복기, 음식을 먹은 후 1시간 이내, 목욕 전후 1시간 이내, 외출이나 운동 직후 그리고 주사를 맞은 후에도 피한다.

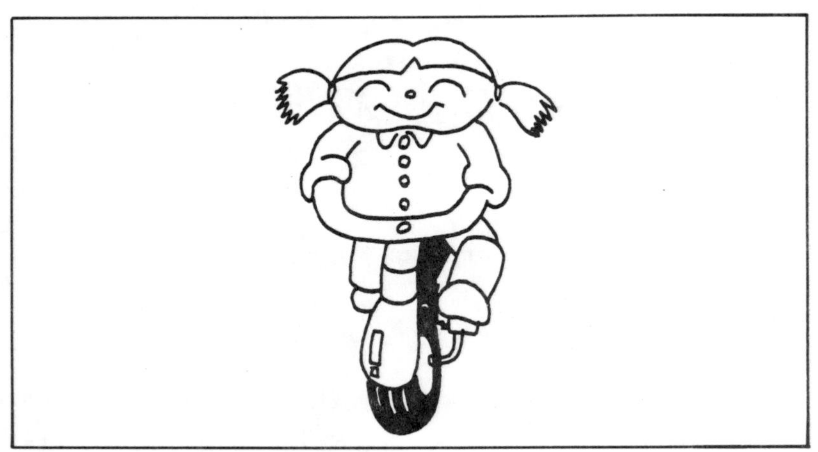

생강뜸 만드는 방법

① 쑥을 한 웅큼 손에 쥔다.

② 양손의 손바닥으로 비비면서 쑥을 가늘고 길게 만든다.

③ 쑥의 앞 끝을 잘라내고, 밑변이 엄지손가락 크기만한 피라밋형으로 만든다.

④ 생강을 2mm 정도의 두께로 얇게 썰어 그 위에 쑥을 올려 놓는다.

⑤ 생강은 열로 건조할 때까지, 몇 번이고 사용할 수 있다.

생강뜸 뜨는 방법

① 뜸뜨는 부위는 부돌(扶突), 천돌(天突), 단중(檀中)의 각 급소와 흉쇄관절부(胸鎖関節部)이다. 부돌(扶突)은 목의 중간에 있는 갑상연골에서 손가락 폭 4개 정도 바깥쪽, 천돌(天突)은 몸의 중심선상의 흉골(胸骨) 위의 움푹 들어간 곳에 있다. 흉쇄관절부(胸鎖関節部)라는 것은 흉골과 쇄골이 이어진 곳으로서, 움푹 들어간 곳에 생강뜸을 뜬다. 단중(檀中)은 양쪽 유두의 사이이고, 몸의 중심선상에 있다.

② 얼굴을 젖혀 위로 향하게 하는 자세를 취하고, 다른 사람에게 뜸을 뜨게 한다.

③ 쑥이 뜨겁게 되면 제거하고, 각각 2~3회 반복한다.

지압 방법

① 뜸이 번거롭고 귀찮을 때는 단중(檀中)에 지압을 해도 마찬가지의 효과를 얻을 수 있다.

② 앉아서 집게손가락 끝을 급소에 대고, 약한 힘으로 원을 그리듯이 3~5회 누르면서 돌린다. 누르는 시간은 약 3초 정도로 하는데, 숨을 내쉬면서 하면 효과적이다. 단중은 심장 위에 있는 급소이므로, 너무 힘을 주면 안된다. 느긋한 기분으로 편안하게 누르자.

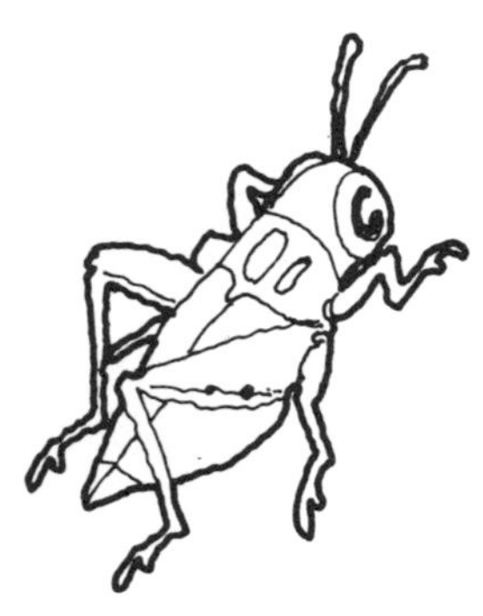

한방약인 구풍해독탕(驅風解毒湯 ; 양치질을 하면서 복용한다)도 목이 아프거나 마를 때 효과가 있다.

●목이 따끔따끔하거나 바짝바짝 마를 때의 뜸과 지압●

생강뜸 만드는 방법

① 쑥 한 주먹을 쥔다.

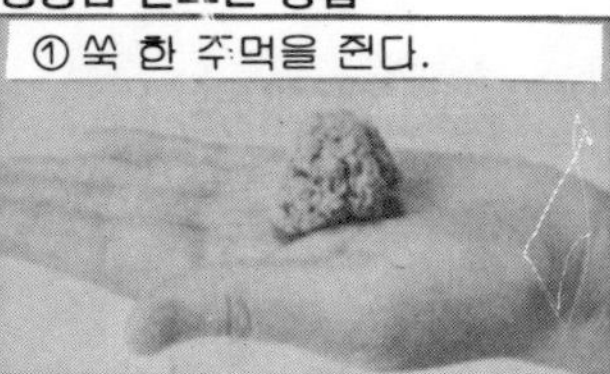

② 양손으로 주물러서 가늘고 길게 한다.

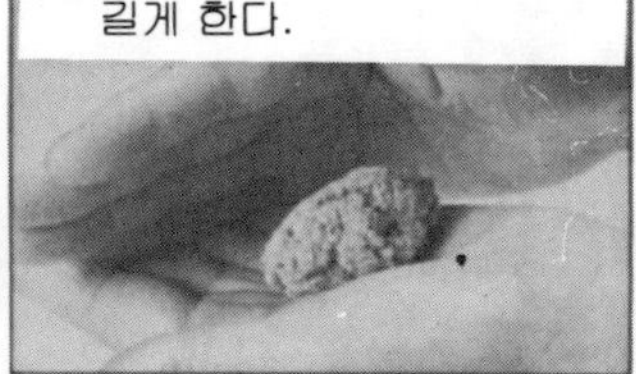

③ 앞 끝을 잘라내어 밑변이 엄지손가락만하게 피라밋형으로 만든다.

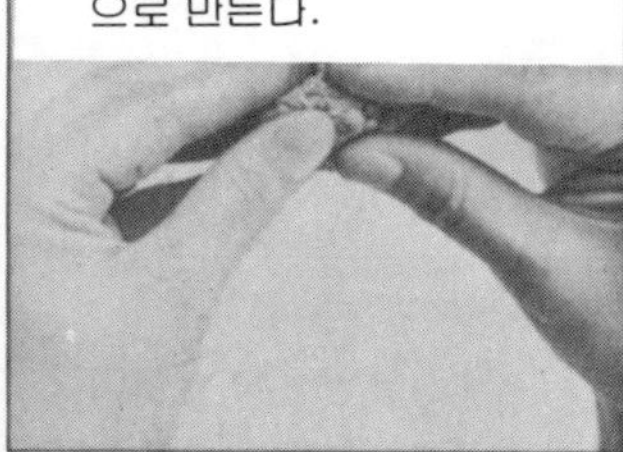

④ 생강을 2㎜ 폭으로 얇게 썰고, 그 위에 쑥을 놓는다.

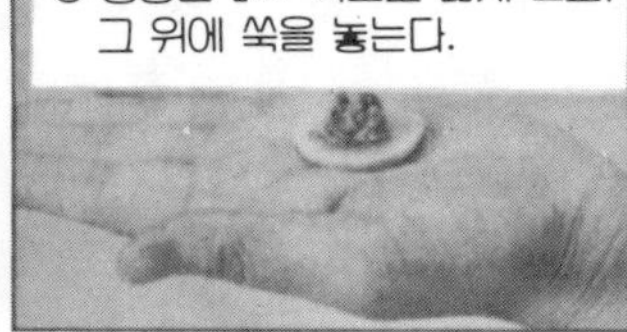

지압의 방법(단중)

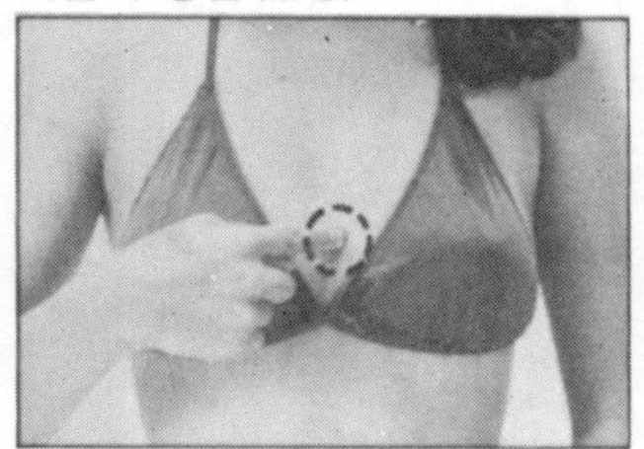

집게손가락을 급소에 대고, 약한 힘으로 누르면서 돌린다.

뜸과 지압을 하는 급소 찾는 방법

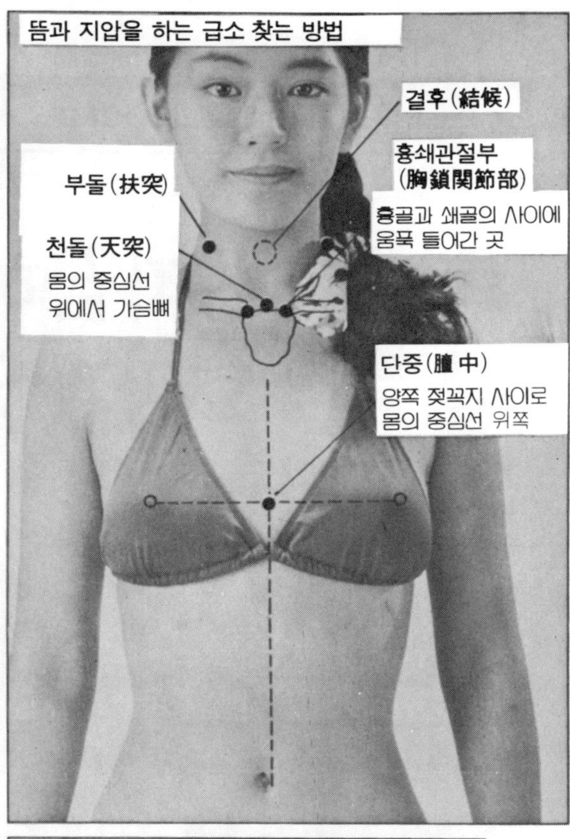

목의 급소 찾는 방법

부돌(扶突)
결후에서 손가락
4개 정도
바깥쪽
결후(結喉)

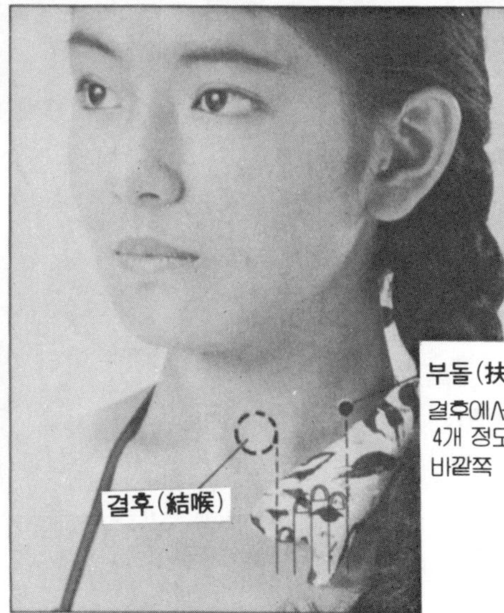

3 초기라면 이렇게 한다

목이 따끔따끔하거나 마를 때 효과가 있는 지압 방법

양치질이나 목, 가슴의 뜸만으로 효과가 없으면 등을 지압하거나 하반신을 따뜻하게 하는 방법을 시험해 본다.

지압을 능숙하게 하는 요령

① 급소는 침(針)의 혈(穴) 같은 것이 아니고, 어떤 넓이를 갖는 존(zone)이라고 생각하면 된다.

② 급소와 급소의 간격은 보통 '촌(寸)'으로 나타내지만, 이 촌은 손가락의 가로폭을 사용하면 간단히 잴 수 있다. 1촌은 엄지손가락 한 개의 폭, 1.5촌은 집게와 가운데손가락의 폭, 2촌은 집게손가락, 가운데손가락, 약지의 폭, 3촌은 엄지를 뺀 나머지 네 개의 손가락 폭이다.

③ 급소는 날에 따라, 몸의 상태에 따라 위치가 바뀐다. 눌러보아 통증이 있거나, 기분이 좋거나 응어리가 있는 곳을 급소라고 생각하면 된다.

지압의 기초와 요령

① 지압에서 가장 자주 쓰이는 것이 엄지손가락이지만, 凹凸이 복잡한 곳이나 힘을 너무 주면 안되는 곳은 집게손가락으로, 힘을 주기 어려운 곳은 두 손가락을 겹쳐서 누른다.

② 손가락 끝으로만 누르는 것이 아니라 손 끝에 체중을 실어 누르면 효과적이다.

③ 누르는 시간은 약 3초 정도, 누르는 힘은 약 5kg 정도로 한 곳에 3~5회 반복한다.

④ 숨을 내쉬면서 누르면 효과가 높아진다. 다른 사람이 지압을 해 줄 때는 지압을 받는 사람과 지압하는 사람의 호흡을 맞춰야 한다.

⑤ 고열(高熱), 출혈성 질병, 화농이 있을 때, 음주나 식사 직후엔 지압해서는 안된다. 목욕을 하고 1시간 후의 지압이 가장 효과적이다.

등의 지압 방법

① 지압을 하는 부위는 풍문(風門)과 폐유(肺兪)의 급소이다. 풍문(風門)은 고개를 앞으로 숙였을 때, 튀어나온 뼈(제7경추)에서 손가락 세 개 정도 아래의 높이이고, 등뼈에서 손가락 두 개 정도 바깥쪽에 있다. 폐유(肺兪)는 풍문(風門)에서 엄지손가락 하나 정도 아래이다.

② 지압을 받는 사람은 엎드리고, 지압하는 사람은 그 옆(주로 잘 쓰는 팔의 반대쪽)에 무릎을 꿇고 앉아 엄지손가락 끝으로 좌우 동시에 누른다.

따뜻한 방에서 잠옷을 입은 채 지압을 받아 본다.

하반신을 뜨겁게 하는 방법

① 신유(腎兪)의 급소(허리선의 높이로, 등뼈에서 손가락 두 개 정도 바깥쪽)를 중심으로 한 허리, 배꼽을 중심으로 한 하복부, 그리고 발을 뜨겁게 한다.

② 허리와 하복부는 회로밴드에 회로를 넣고, 하의를 입은 위에 그것을 댄다. 뜨겁게 10분 정도씩 한다.

③ 발은 양말을 신은 위를 화지(창호지)로 감싸고, 그 위에 양말을 또 신으면 아무리 차가워도 뜨거워진다.

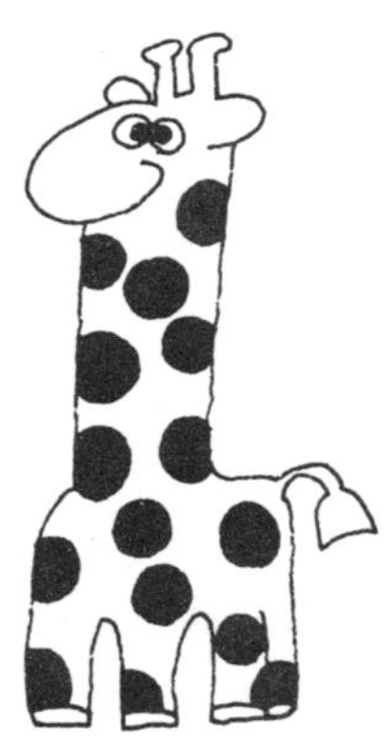

몸이 차가워지지 않게 지압도 파자마 등을 입은 위에 하는 것이 가장 중요.

●목이 따끔따끔하거나 바짝바짝 마를때 치료하는 방법●

지압할 때의 자세 (풍문)

지압을 받는 사람은 엎드리고, 지압을 하는 사람은 그 옆(주로 사용하는 손의 반대쪽)에 무릎꿇고 앉아서 엄지손가락 끝에 체중을 싣듯이 누른다.

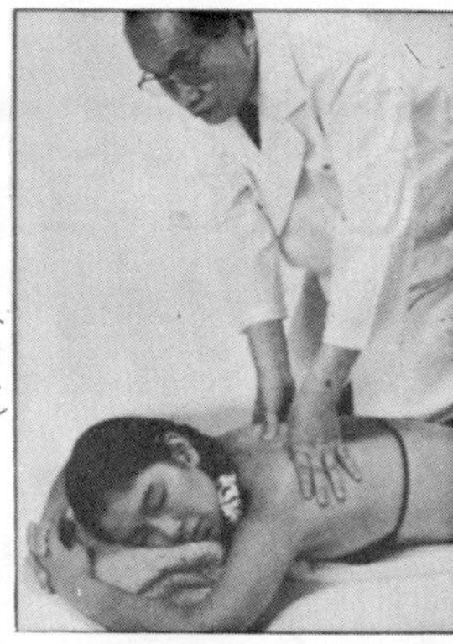

급소 찾는 방법

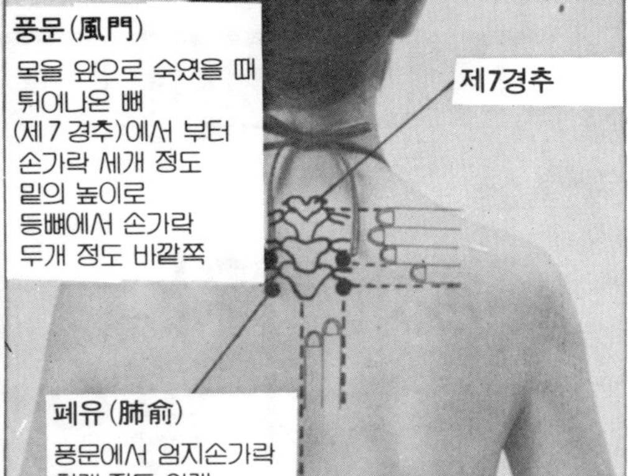

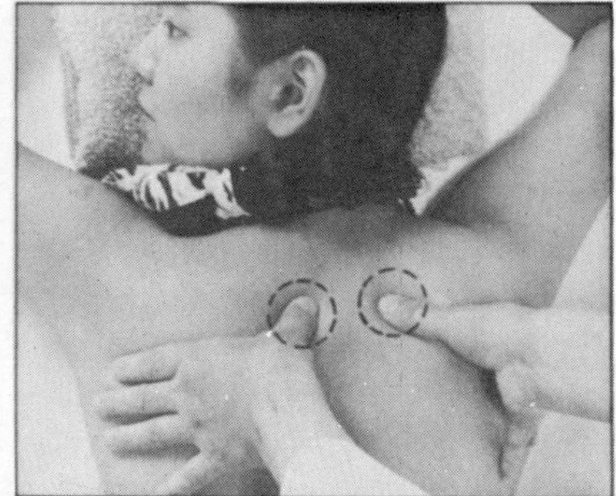

지압할 때 손가락 대는 방법

좌우의 급소에 각각의 엄지손가락 끝을 대고 동시에 누른다.

손가락을 사용한 급소 재는 방법

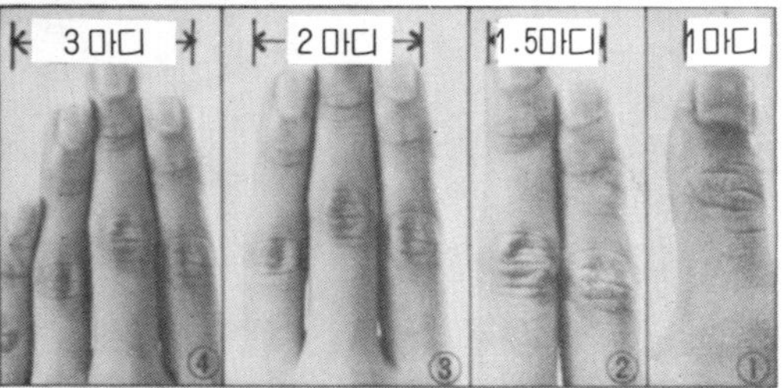

자기 손가락 폭을 사용하여 잰다. ① 1은 엄지손가락 하나의 폭 ② 1.5는 집게손가락과 가운데손가락의 폭
③ 2 마디는 검지・중지・인지 세손가락의 폭
④ 3 마디는 검지・중지・약지・새끼손가락・네손가락 폭

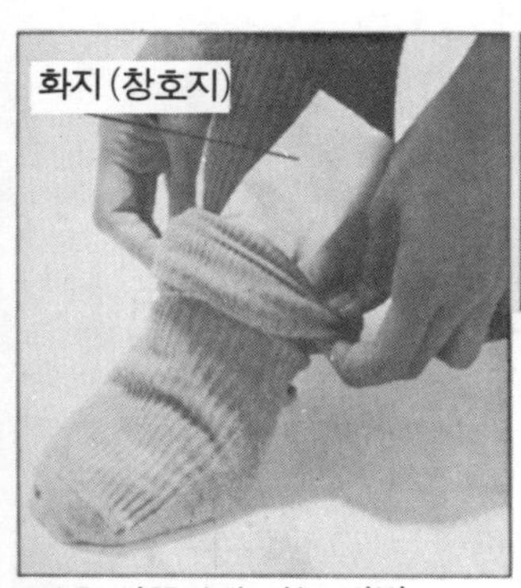

발을 따뜻하게 하는 방법

양말을 신은 위에다 발을 화지(창호지)로 푹 감싸고, 그 위에 양말을 한번 더 신는다.

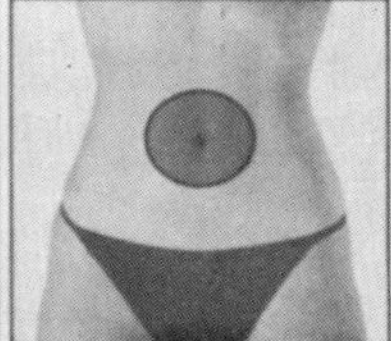

회로로 따뜻하게 할 부위 (배쪽)

배꼽을 중심으로 한 하복부

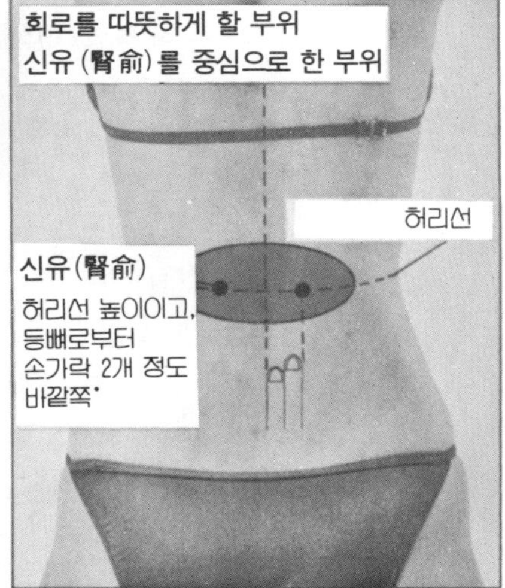

4 초기라면 이렇게 한다

재채기가 멈추지 않으면

오한과 목의 통증과 함께 감기로 인한 대표적인 초기 증상의 하나가 '재채기'이다.

경우에 따라서는 재채기에 앞서 콧속이 건조한 것 같거나 열이 나는 것 같은 느낌이 드는 경우도 있다. 또한 대체로 재채기가 있기 전이나 후에 콧물, 코막힘의 증세도 나타난다.

코의 혈(穴 ; 비공)은 점막에 싸여 있는데, 이 점막에서는 끊임없이 점액이 분비되고, 적당할 만큼의 습기 있는 상태가 유지되고 있다. 재채기는 이 비점막(鼻粘膜)에 있는 3차 신경의 말단이 받은 자극이 중추(뇌)를 거쳐 횡격막(橫隔膜) 등에 있는 호흡근(呼吸筋)에 전해지고, 호급근이 발작적으로 수축하기도 하며 이완하기도 하기 때문에 일어난다.

비점막(鼻粘膜)은 추위나 건조한 공기를 쏘이면 기능이 저하된다. 또 이러한 자극 자체가 재채기의 방아쇠이기도 하므로 우선은 습기 있는 열로 코를 따뜻하게 해주어야 한다.

또, 코 근처에 있는 수구(水溝)와 영향(迎香)이라는 급소는 3차신경의 움직임을 조정하는 작용이 있다.

이 두 급소를 지압하고, 자극에 대하여 반응하는 3차신경을 정상적인 상태로 되돌리도록 한다.

코를 뜨겁게 하는 방법

① 코 전체를 뜨겁게 한다.

② 타올을 습기찬 그릇에서 데우든가, 45℃ 전후의 더운물에 푹 담궜다가 가볍게 짜 코를 감싸듯이 덮는다. 화상을 입지 않도록 손으로 열(熱)을 확인하고 나서 코에 대며, 타올이 눈에 닿지 않도록 주의한다.

③ 차가워지면 다른 타올로 바꾸고 3회 정도 반복하여 뜨겁게 해준다. 타올은 2~3장을 동시에 뜨겁게 해 두면 차가워진 수건을 곧 바꿀 수 있어 편리하다.

④ 코가 젖은 채로라면 오히려 재채기를 유발하므로 코를 따뜻하게 하는 일이 끝나면 반드시 마른 수건으로 물기를 잘 닦아준다.

그런데 개중에는 코를 뜨겁게 하면 오히려 재채기가 나는 사람도 있다. 이런 사람은 곧 중지하고, 다음에 소개하는 지압을 이용한다.

지압 방법

① 수구(水溝)가 위치하고 있는 곳은 코의 아래와 윗입술 사이에 있는 패인 곳의 중앙이다. 집게손가락의 앞부분을 급소에 대고 원을 그리듯이 누르면서 돌린다.

② 영향(迎香)은 콧방울의 바로 바깥쪽에 있다. 집게손가락 앞부분을 급소에 대고, 콧방울을 향해 누른다. 좌우의 급소를 동시에 눌러준다. 수구(水溝), 영향(迎香) 두 급소 다 약간 강하게 누른다.

코의 아래와 콧방울 양옆을 지압한다. 뜨거운 물수건으로 코를 덮어 따뜻하게 하는 방법도 효과적.

●재채기 방지법●

얼굴의 급소 찾는 방법

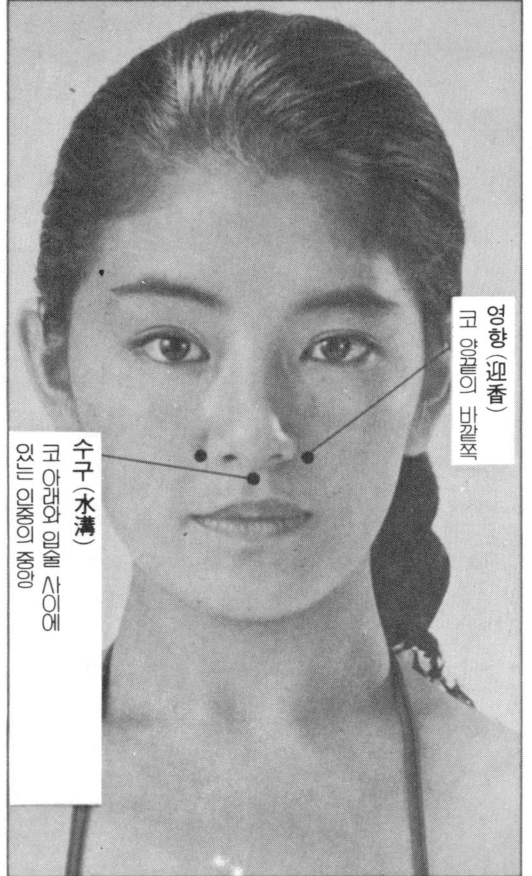

뜨겁게 할 부위

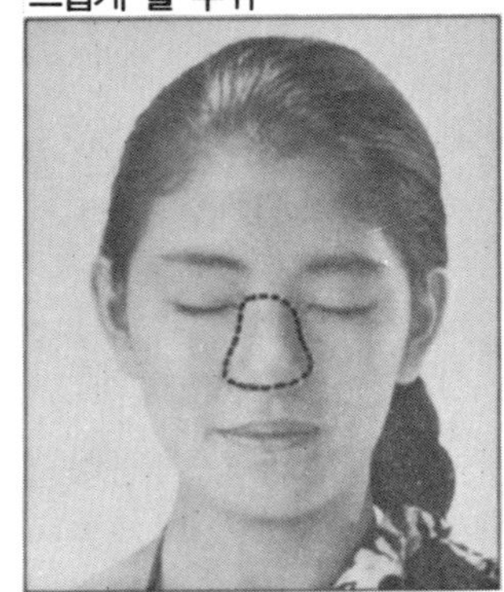

코 전체.
눈에 들어가지 않도록 주의

코를 뜨겁게 하는 방법

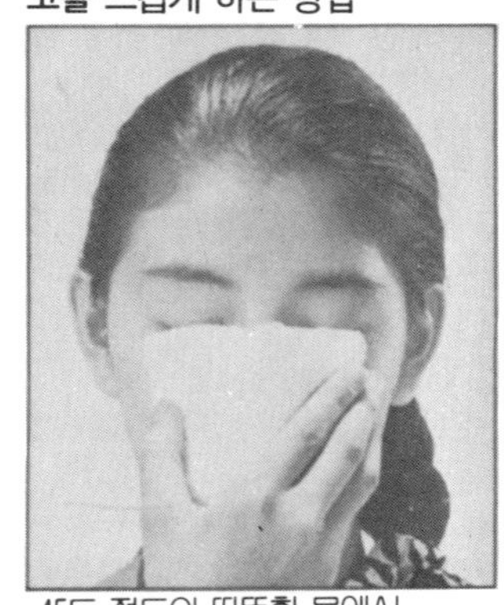

45도 정도의 따뜻한 물에서 따뜻하게 한 수건으로, 코를 감싸듯이 덮는다. 화상을 입지 않도록 손으로 열을 확인하고 나서 코에 댈 것.

지압 방법(迎香)

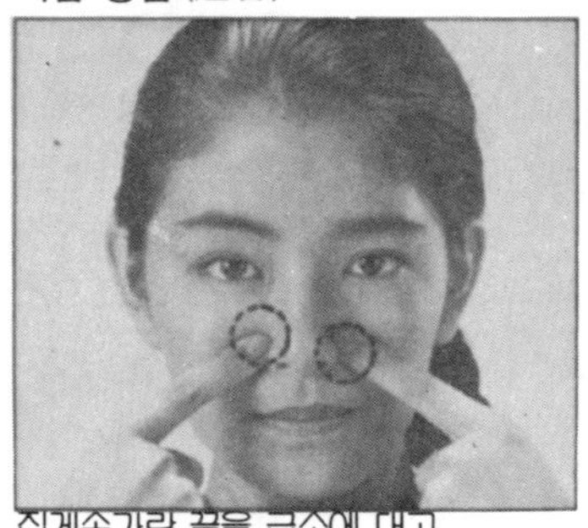

집게손가락 끝을 급소에 대고, 콧방울로 향하여 누른다.
좌우 동시에 한다.

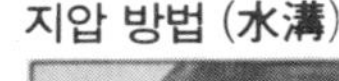

지압 방법(水溝)

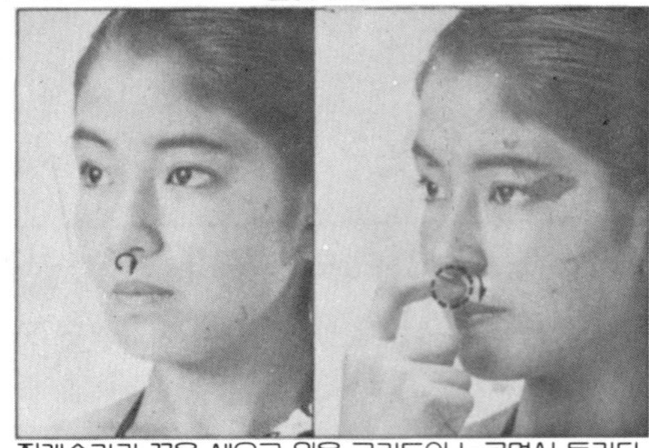

집게손가락 끝을 세우고 원을 그리듯이 누르면서 돌린다.

5 초기라면 이렇게 한다

콧물이 나기 시작하면

코점막에 적당한 정도의 습기를 주는 점액도 너무 많이 분비되면 코즙이 되어 흘러나온다. 감기에 걸리면 초기에 나오는 것은 투명한 싱거운 코즙, 즉 콧물이다.

콧물 단계에서는 코 알레르기에 의한 것인지 감기에의한 것인지 좀처럼 구별이 어렵지만, 어느 경우의 콧물이든 소청룡탕(小青龍湯)이라는 한방약이 효과가 좋다. 이 약은 위내정수(胃內停水)라고 하여 위(胃)에서 첨벙첨벙하는 물소리가 나는 사람에게 특히 적격이다.

또 대추(大椎) 급소의 온열자극도 콧물, 특히 감기에 의한 콧물에 유효하고, 이것에다 손의 삼리(三里 ; 무릎 안쪽의 오목한 곳)에 온열자극을 가하면 한층 효과적이다.

목과 팔의 생강뜸

① 대추(大椎)는 목을 앞으로 숙였을 때 튀어나온 뼈(제7경추)의 밑에 있다. 앉아서 목을 앞으로 숙이든지, 엎드리고 다른 사람에게 뜸뜨도록 한다. 뜨겁게 되면 제거하고, 이것을 10~15회 반복하여 뜸뜬다.

② 팔의 삼리(팔꿈치 안쪽의 오목한 곳)는 팔꿈치를 굽혔을 때 생기는 주름의 엄지손가락쪽 끝에서 손가락 3개 정도 만큼 팔목쪽에 위치한 곳이다. 이 급소는 자기가 뜸뜰 수 있다. 앉아서 급소가 위가

되도록 팔을 안정시켜 준다. 쑥이 뜨거워지면 제거하는 것은 대추(大椎)와 마찬가지지만, 여기서는 2~3회 반복해서 뜸뜬다.

코를 따뜻하게 하는 방법

① 코 전체를 뜨겁게 한다.

② 타올을 습기찬 그릇에서 데우든지 45℃ 전후의 더운물에 담궜다가 가볍게 짜서 코를 감싸듯이 푹 덮고, 화상을 입지 않도록 손으로 뜨거운 정도를 확인하고, 눈에 닿지 않도록 주의한다.

③ 타올이 차가워지면 즉시 다른 타올로 바꿔 2~3회 반복하여 뜨겁게 한다. 그 뒤, 마른 수건으로 물기를 잘 닦는다.

발을 따뜻하게 하는 방법

① 발 끝부터 복사뼈 위까지를 뜨겁게 한다.

② 양동이 안에 42~43℃의 더운물을 넣은 다음, 그 안에 발을 넣어 따뜻하게 한다.

③ 한겨울에는 따뜻한 물이 곧 식으므로 뜨거운 물을 준비해 두었다가 물을 갈아주면서 따뜻하게 한다.

④ 5분 가량 따뜻하게 했으면, 식는 것을 막기 위해 물을 확 붓는다.

⑤ 마른 수건으로 물기를 닦고, 특히 식는 것을 막기 위해 크림이나 오일(oil)을 바르며 양말을 신는다.

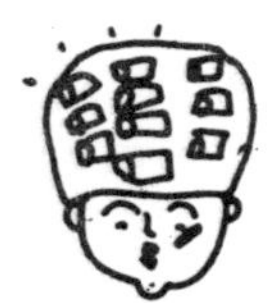

목을 앞으로 숙였을 때 튀어나온 뼈의 바로 아래의 급소를 생강뜸으로 뜨겁게 한다.

●콧물 치료 방법●

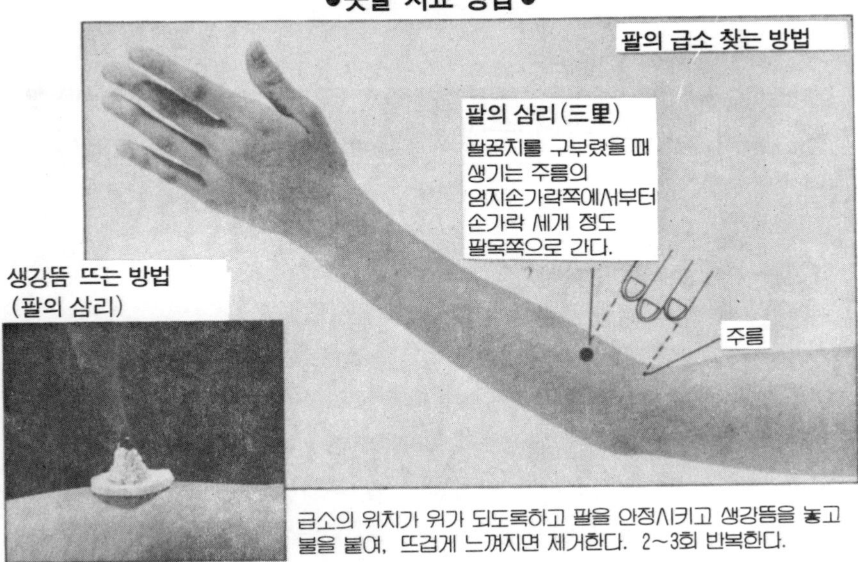
팔의 급소 찾는 방법
팔의 삼리(三里)
팔꿈치를 구부렸을 때 생기는 주름의 엄지손가락쪽에서부터 손가락 세개 정도 팔목쪽으로 간다.
주름
생강뜸 뜨는 방법 (팔의 삼리)
급소의 위치가 위가 되도록하고 팔을 안정시키고 생강뜸을 놓고 불을 붙여, 뜨겁게 느껴지면 제거한다. 2~3회 반복한다.

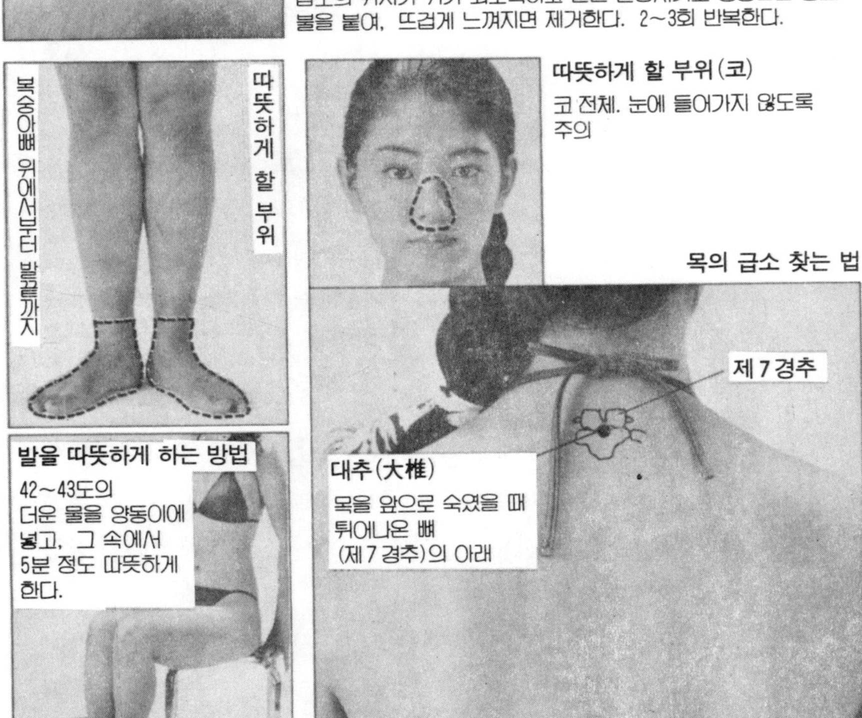
복숭아뼈 위에서부터 발끝까지
따뜻하게 할 부위
따뜻하게 할 부위(코)
코 전체. 눈에 들어가지 않도록 주의
목의 급소 찾는 법
제7경추
대추(大椎)
목을 앞으로 숙였을 때 튀어나온 뼈 (제7경추)의 아래
발을 따뜻하게 하는 방법
42~43도의 더운 물을 양동이에 넣고, 그 속에서 5분 정도 따뜻하게 한다.

감기의 여러 증상은 이렇게 치료한다

열이 난다

발열(發熱)은 사실 여러 가지 원인으로 일어난다. 그러므로 열이 난다고 해서 즉시 감기라고 결정하는 것은 경솔한 생각이다. 어린이는 보통 감기로 39℃ 이상의 열이 나는 경우가 거의 없고, 4일 이상 열이 계속되는 경우도 거의 없다. 열 그 자체만 반복되는 경우도 있으므로 2~3일은 안정하고 상태를 살피도록 한다.

가족 중에 감기 환자가 있을 때는 그 원인으로 봐서 분명히 감기이고 열 때문에 기운이나 식욕이 없을 때는 해열진통제(解熱鎮痛劑)를 이용하여 편한 잠과 식욕을 유도한다.

일반적으로 시판되고 있는 해열진통제는 피린계(약물로 된 해열진통제), 아스피린계, 아사트아민휀계, 이후프로휀의 4가지로 크게 나눌 수 있지만, 피린계는 본질적으로 알레르기 반응을 일으키는 사람도 있고, 아스피린계는 위장장해를 일으키는 사람도 있다. 아사트아민휀계는 위장장해는 잘 일어나지 않지만, 작용이 좀 약한 것같다. 이후프로휀은 위장장해가 적고, 진통작용이 높다고 하므로 두통이나 관절통을 동반하는 발열에는 적격이다.

얼음 베개는 해열효과가 약만큼 크지는 않지만 기분 좋게 잠잘 수 있으므로 특히 여름철의 발열에 최적이다.

얼음 베개 만드는 방법

① 얼음과 물을 얼음 베개의 2/3에서 반(半) 정도 넣는다.

② 공기가 많이 들어가면 얼음물로 차갑게 한 부분이 머리에 닿지 않게 되므로 얼음 베개의 입구를 접어 공기를 빼준다.

③ 입구를 단단히 묶고, 수건으로 둘러싸면 대개 머리에 닿는데, 그때 얼음 베개가 어깨에 닿지 않도록 주의한다.

④ 냉장고나 냉동실에서 차갑게 한 얼음 주머니를 타올로 감싸서 사용해도 좋을 것이다.

고열일 때 열 내리게 하는 방법

① 굵은 동맥(動脈)을 차갑게 하는 것이 요령이다.

② 굵은 동맥이 몸의 표면 가까이에 있는 부위는 목의 측면, 겨드랑이 아래, 발목이지만 목의 측면에 있는 경동맥을 차갑게 하는 것만으로도 열을 상당히 빨리 내리게 할 수 있다.

③ 비닐봉지를 이중으로 하여 얼음물을 넣고, 수건으로 감싼 것을 목 측면의 맥이 닿는 곳에 대준다.

땀이 나지 않고 열이 잘 내려가지 않을 때

① 손가락과 손가락 사이를 자극하면 땀이 쉽게 나게 된다. 어린이에게는 특히 효과가 있다.

② 이쑤시개의 머리로 손가락 사이를 가볍게 콕콕 찌른다. 한 곳을 10~20회씩, 좌우의 손가락 사이(양손의 손가락)에 모두 행한다.

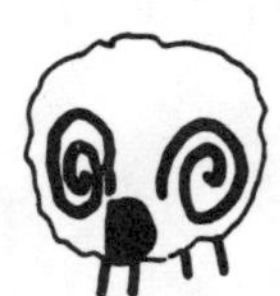

고열일 때는 목 측면의 맥이 닿는 곳을 얼음물을 넣은 비닐봉지로 차게 해준다.

●올바른 얼음 베개의 사용 방법●

얼음 베개 대는 방법

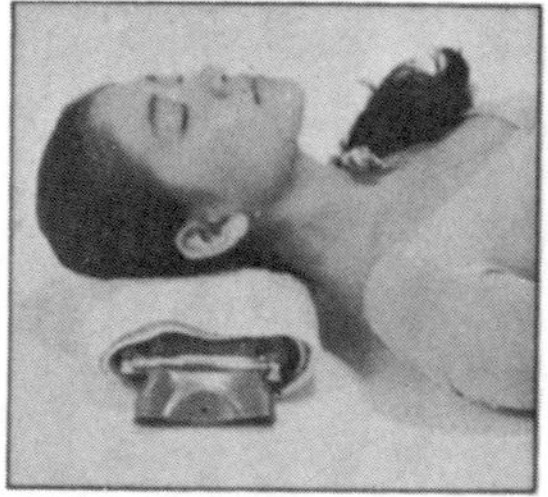

어깨가 차지 않도록 댄다.

고열이 날 때

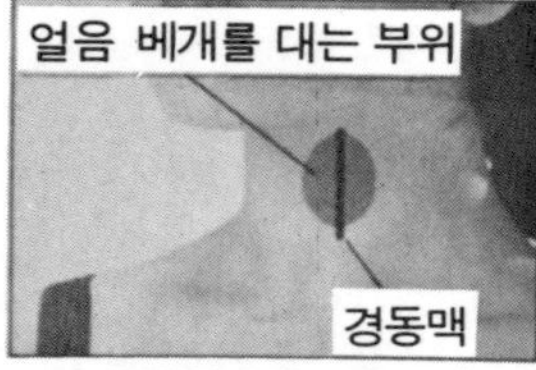

비닐 봉지에 얼음과 물을 넣고 경동맥에 대면 빨리 열이 내려간다.

땀이 나지 않을 때 자극하는 방법

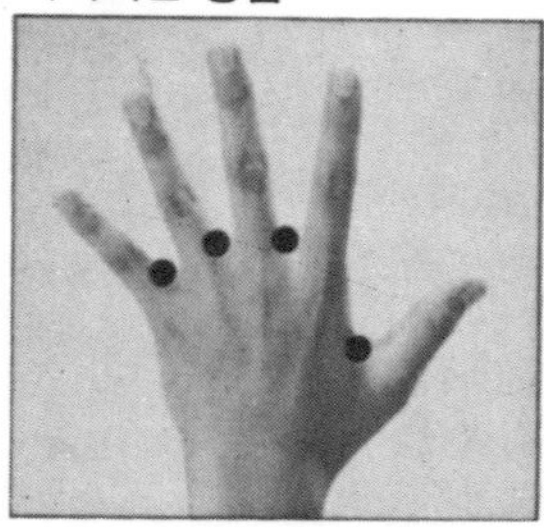

손가락 사이와 손가락 사이

이쑤시개로 자극한다

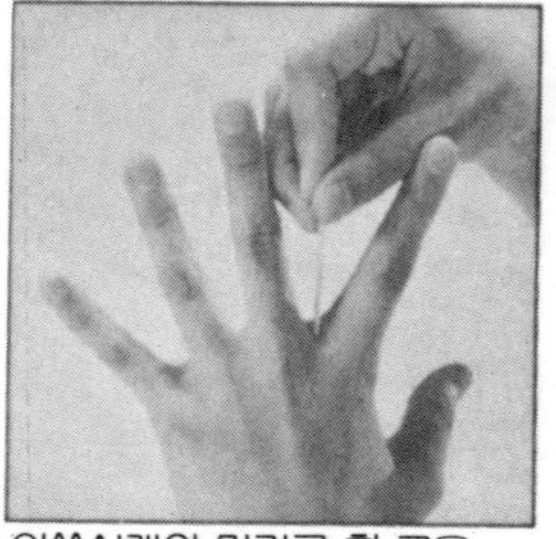

이쑤시개의 머리로 한 곳을 계속해서 10~20회 찌른다.

얼음 베개 만드는 방법

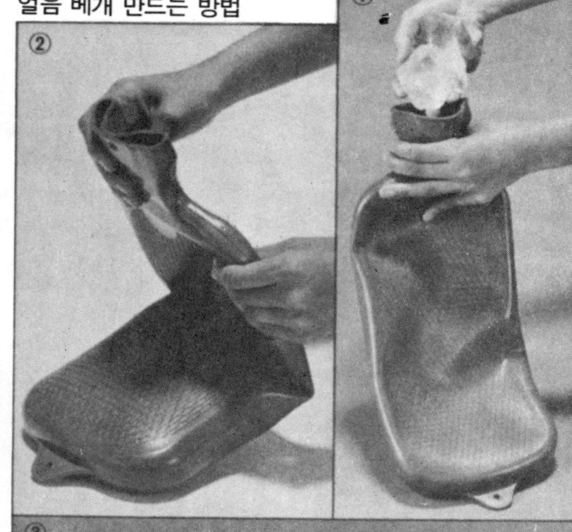

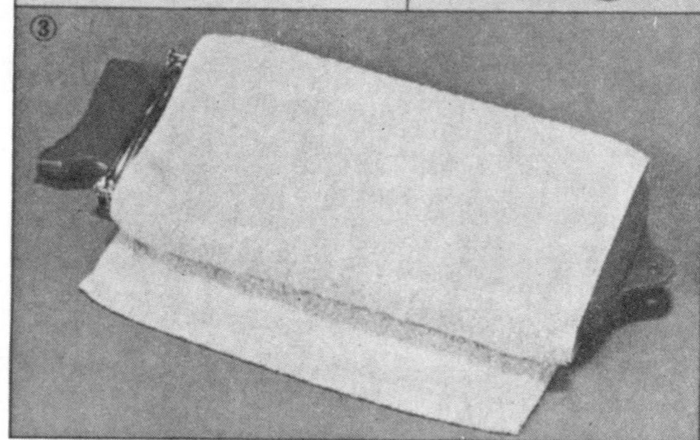

① 얼음과 물을 얼음 베개 1/3에서 1/2정도까지 넣는다.
② 공기를 뺀다. ③ 수건으로 감싼다.

아이스링으로

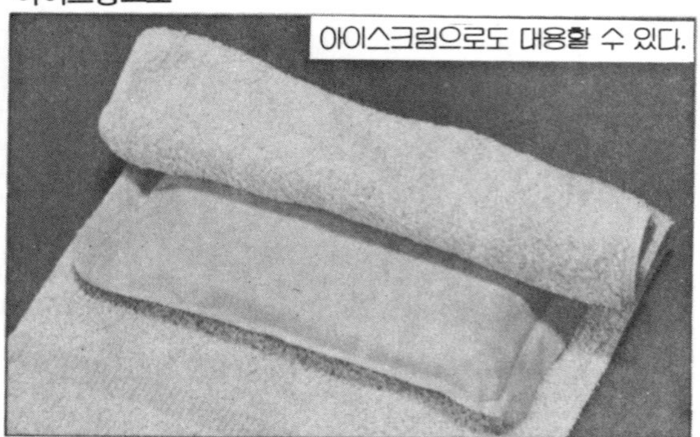

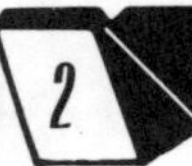

감기의 여러 증상은 이렇게 치료한다

기침이 난다, 가래가 끓는다

기침은 기도(氣道)에 들어간 이물질이나 기도의 점막에서 분비된 분비물을 밖으로 제거하려는 반응이다. 감기에 걸렸을 때, 처음에는 마른 기침이 나오고 점점 습기찬 기침으로 바뀌어 가는데, 그것은 기도에서의 분비물(담 ; 痰)이 증가하기 때문이다.

예를 들면, 감기가 3~4일 계속되어도 걱정할 필요는 없다. 자주 양치질을 하고, 진해거담제나 진해거담 작용(鎭咳去痰作用)이 있는 트로오치(사탕과 약을 섞어 만든 알약)을 이용하면 약이 된다.

마사지나 지압도 효과가 있는데, 특히 가슴의 중부(中府) 급소와 등의 폐유(肺兪) 급소를 짝짓는 자극은, 옛날부터 진해거담에 효과가 높다고 알려져 있다.

다만, 가슴 속 깊은 곳에서부터 나오는 기침, 가슴을 울려 통증이 있는 기침 또는 얼굴을 새빨갛게 하고 계속 콜록콜록하는 기침은 감기 이외의 질병으로 생각할 수 있다. 이러한 기침이나 기침이 5일 이상 계속될 때는 의사의 진찰을 받도록 한다.

가슴의 지압 방법

① 지압을 하는 곳은 중부(中府)라고 하는 급소이다.

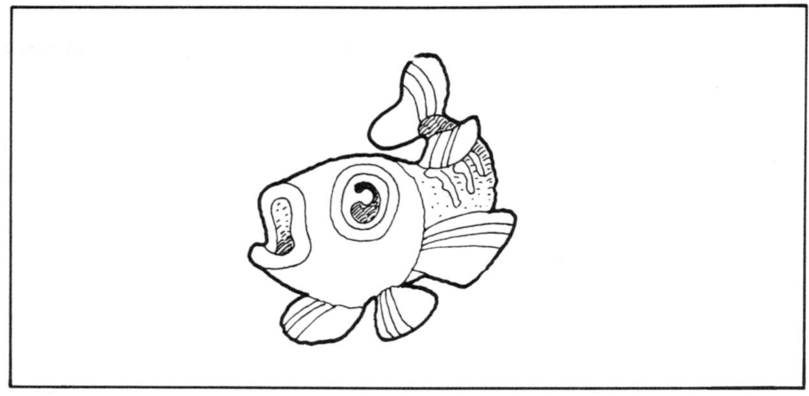

중부는 제2늑간(第二肋間 ; 제2 갈비뼈 사이)의 높이이고, 몸 중심선에서 쇄골 바깥 끝까지의 거리를 중심선에서 3/4 만큼 밖으로 간 곳에 있다.

② 앉아서 지압하는 쪽의 반대쪽 집게손가락 끝을 급소에 대고 좀 약한 힘으로 눌러준다.

가슴의 마사지 방법

① 기침과 가래가 날 때는 쇄골(鎖骨)의 아래를 따라 응어리가 생겨 있는 경우가 많으므로 응어리 부분을 마사지한다.

② 마사지는 넓은 부위에 자극을 가하기 때문에 손가락의 배 전체를 사용해서 한다.

③ 의자에 앉던가 허리를 내리고, 마사지하는 쪽의 반대쪽 집게손가락의 배 부분으로 쇄골의 바로 아래를 중심으로부터 바깥을 향해 작은 원을 그리면서 눌러간다. 오른쪽은 시계바늘 방향, 왼쪽은 시계바늘 반대 방향으로 각각 원을 그려준다.

등 지압하는 방법

① 지압할 부분은 등뼈에서 손가락 폭 두개 정도 바깥쪽으로, 견갑

극(肩甲棘)을 연결한 선(線)보다도 엄지손가락 하나 정도 위의 높이부터 견갑골(肩甲骨)하단의 높이까지이다. 특히 견갑극을 연결한 선의 높이에 있는 폐유(肺兪) 급소가 중요하다.

② 엎드려서 다른 사람에게 해 달라고 한다. 지압을 하는 사람은 그 옆(주로 사용하는 손의 반대쪽)에 무릎을 꿇고 앉아 좌우의 급소를 동시에 누른다.

③ 위쪽에서 아래쪽을 향해 손가락 한개 정도 간격으로 엄지손가락 끝에 체중을 실듯이 눌러준다.

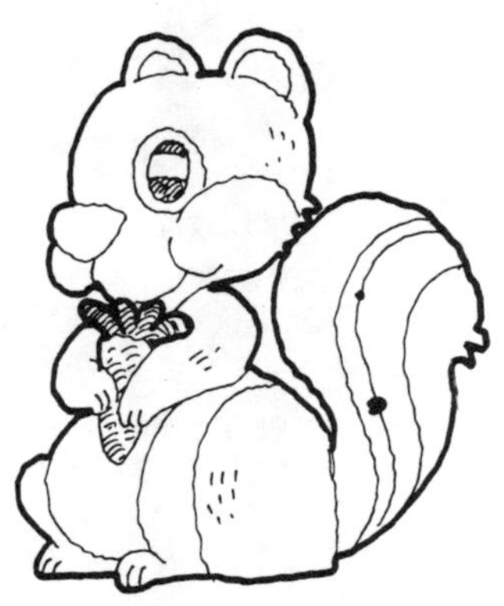

어깨 앞쪽 가까운 부분에 있는 급소와 등뼈 양쪽을 위에서부터 견갑골 하단까지 지압한다.

●기침, 가래를 방지하는 방법●

지압의 방법(중부 : 中府)

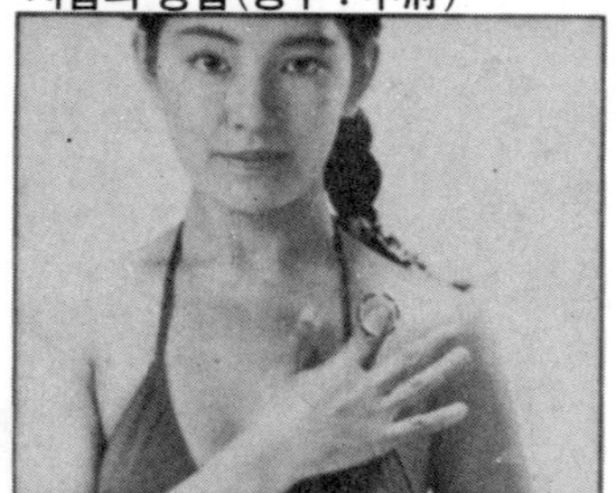

앉아서 급소의 반대쪽 집게손가락 끝을 대고, 좀 약한 힘으로 누른다.

쇄골 아래의 마사지

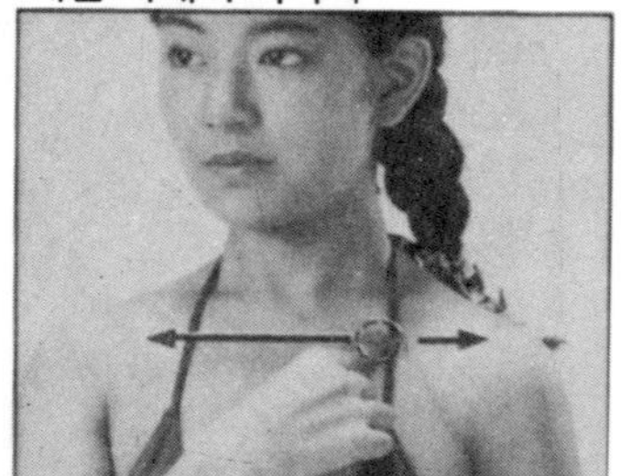

앉아서 반대쪽의 집게손가락의 볼록한 곳으로, 쇄골의 바로 아래를 중심으로 바깥쪽을 향해 작은 원을 그리면서 문질러 간 오른쪽은 시계바늘과 같은 방향, 왼쪽은 반대 방향의 원을 그린다.

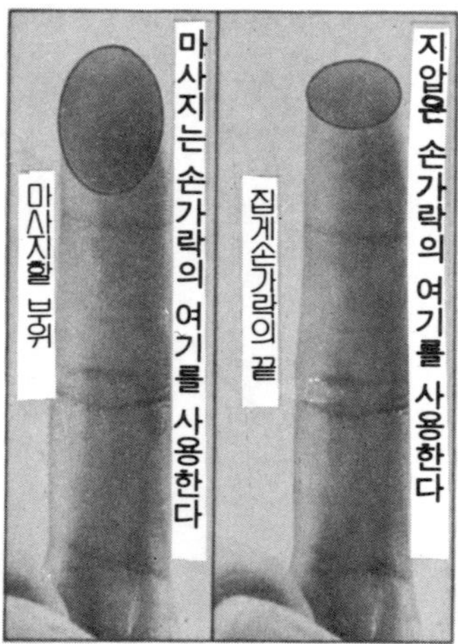

지압과 마사지 하는 부위(가슴)

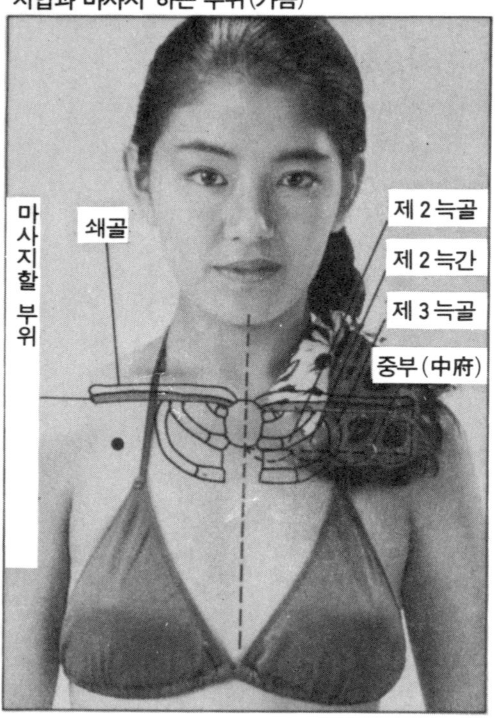

중부(中府)

제 2 늑간의 높이이며, 몸의 한가운데를 지나는 선에서 쇄골 바깥 끝까지의 거리 중에 한가운데보다 3/4밖으로 간 곳.

지압하는 부위(등)

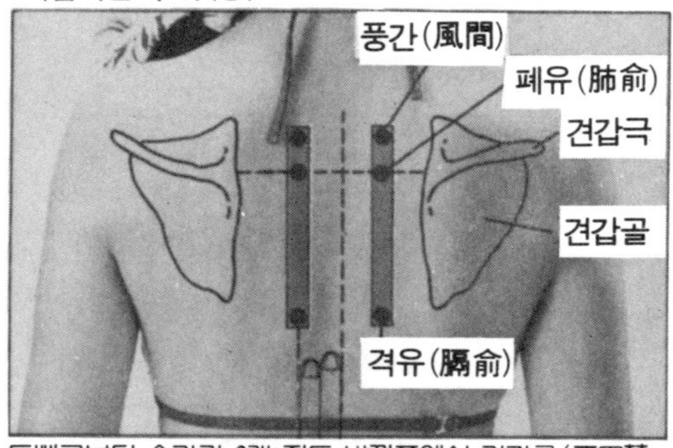

등뼈로부터 손가락 2개 정도 바깥쪽에서 견갑극(肩甲棘 : 견갑골이 퍼져 나옴)을 연결한 선보다 엄지손가락 한개 정도 위의 높이에서 견갑골의 하단까지.
위에서 밑을 향하여 조금씩 손가락을 겹치지 않게 비켜 누른다.

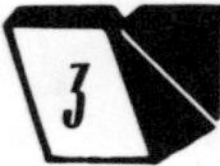

감기의 여러 증상은 이렇게 치료한다

목이 아프다

감기에 걸리면 처음부터 목이 따끔따끔 아픈 경우도 있지만 그것보다는 최초에는 별 증상이 없다가 점차 감기가 진행됨에 따라서 통증이 생기게 되는 경우가 많은 것 같다.

음식을 넘길 수 없을 만큼 아프거나 통증과 동시에 열이 5일 이상 계속되는 경우는 인두의 뒤에 세균감염 때문에 고름이 괴어있는 인두후농양(咽頭後膿瘍)이 될 가능성도 있다. 어린이에게 일어나기 쉬운 질병으로, 즉각 이비인후과 의사의 진찰이 필요하다.

그다지 심하지 않은 통증이라면 자주 양치질을 하기도 하고, 트로치를 사용하면 좋을 것이다. 보통의 알사탕, 벌꿀, 물엿 등을 혀 위에서 천천히 녹이는 것만으로도 어느 정도는 목이 좋아진다.

한방약인 구풍해독탕(驅風解毒湯)도 목이 따끔따끔하거나 바짝바짝 마를 때의 통증에 꽤 효과가 좋은 약이다. 1~2일 정도라면 체중이나 체격에 관계없이 누구든지 사용할 수 있다. 목을 헹구듯이 해서 삼킨다. 고통스러워 마시기 힘들 때는 얼음을 넣어서 마시면 좋을 것이다.

목을 찜질하는 것도 염증을 가라앉히는데 도움이 되지만 특히 파 찜질은 효과가 있다. 목이 아파서 잠을 잘 수 없을 때는 바르는 감기약이나 멘담을 목에 바르고 타올을 두른 다음, 침상에 들면 좋을 것이다.

또 건조하면 목의 통증이 심해진다. 가습기를 사용하거나, 주전자를 난로에 올려 실내가 건조해지는 것을 막는 것도 잊지 않도록.

파 찜질 하는 방법

① 파의 흰 부분을 15cm 정도 준비하고, 세로로 자른다.

② 파의 미끈미끈한 안쪽 부분을 위로 한 다음, 거즈 위에 놓는다.

③ 파의 안쪽을 목의 아픈 곳을 중심으로 하여 대고, 그 위에 수건을 두른다.

끈적거림이 마르면 파를 바꾸어 준다.

손의 지압 방법

① 지압하는 곳은 합곡(合谷)이라는 급소이다. 합곡은 엄지손가락과 집게손가락의 손등 사이에 있다.

② 집게손가락과 가운데손가락으로 손바닥을 받치고, 엄지손가락 끝으로 누른다.

발의 마사지 방법

① 마사지 할 부위는 음백(陰白)이라는 급소를 중심으로 한 엄지발가락이다. 음백(陰白)은 엄지발가락 안쪽으로, 발톱 옆에 있다.

② 의자에 앉아 반대쪽 엄지손가락의 배를 음백(陰白)에 대고, 엄지손가락과 집게손가락을 사이에 끼워 주물러서 푼다. 양발을 합쳐서 4~5분 정도 주물러 준다.

파의 흰 부분을 세로로 잘라 안쪽 부분을 목이 아픈 부위에 대고 찜질한다.

●목구멍의 통증을 완화시키는 방법●

파찜질 대는 방법

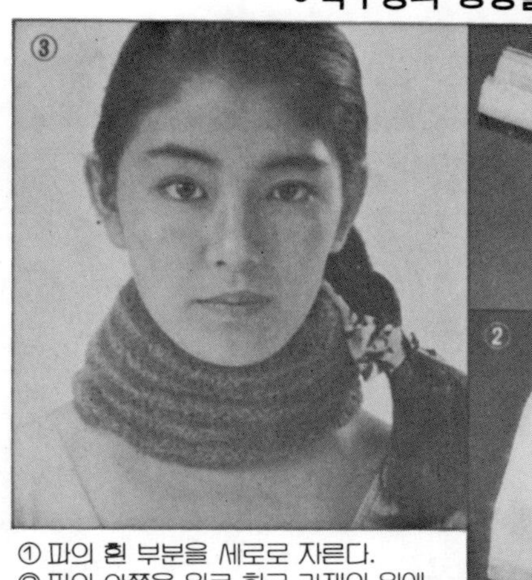

① 파의 흰 부분을 세로로 자른다.
② 파의 안쪽을 위로 하고 가재의 위에 놓는다. ③ 파의 안쪽을 목구멍의 아픈 부위에 대고 수건으로 목을 감싼다.

마사지하는 부위(발)

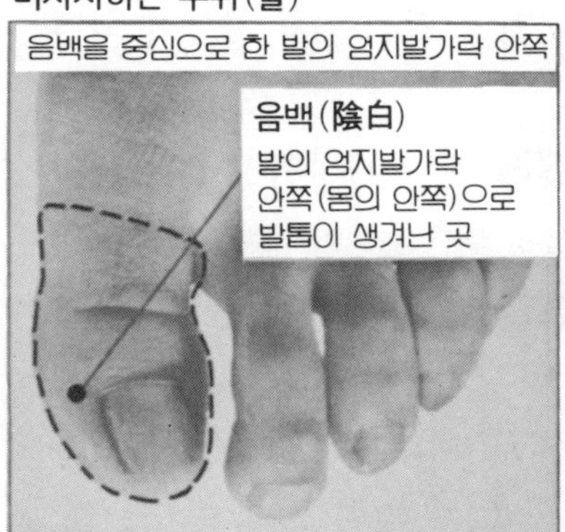

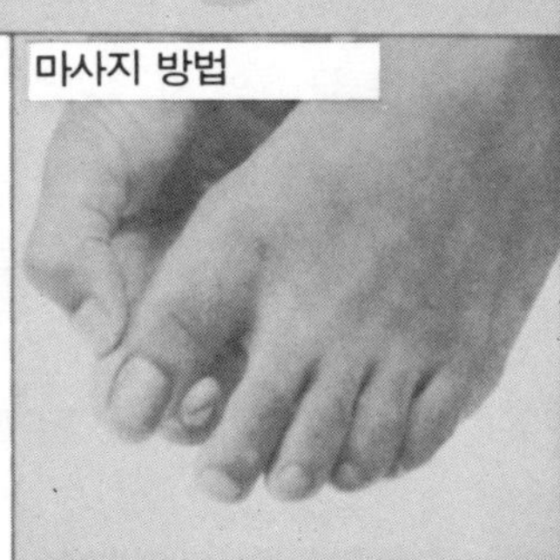

의자에 앉아 발과 반대쪽의 엄지발가락을 음백(陰白)급소에 대고, 엄지손가락과 집게손가락 사이에 끼우고 주무른다.

손의 급소 찾는 법

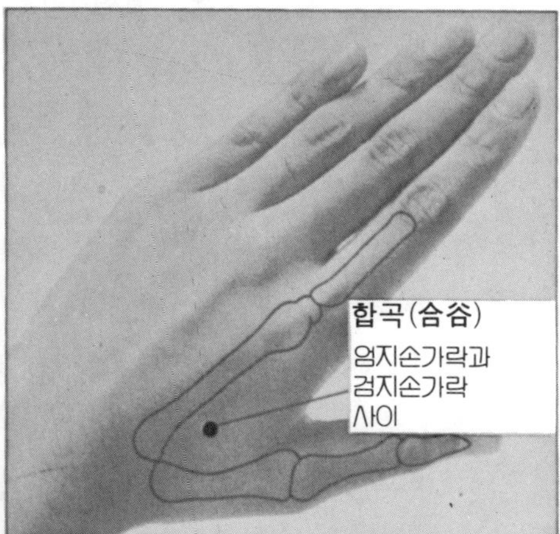

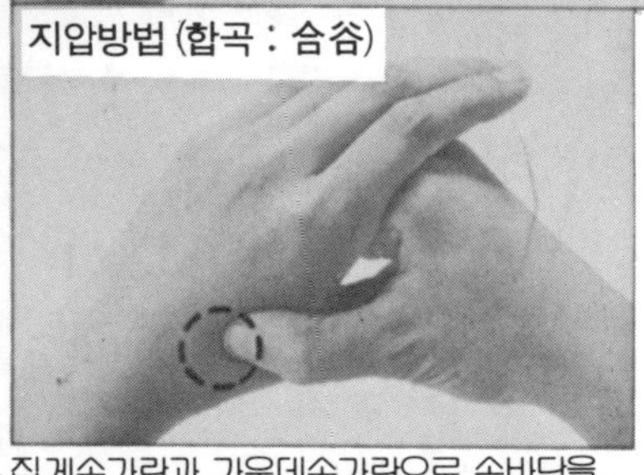

집게손가락과 가운데손가락으로 손바닥을 받치고, 엄지손가락의 끝을 세우듯이 하여 누른다.

감기의 여러 증상은 이렇게 치료한다

코즙이 나온다

코 알레르기라도 감기와 마찬가지로 코즙이 많이 나온다. 그러나 코 알레르기인 경우는 언제까지라도 맑고 싱거운 코즙인 것이 특징이다. 그것에 비해 감기에 의한 코즙은 감기 초기에는 마찬가지로 코즙이었던 것이 점차로 황색으로 되고 끈기가 있어진다. 이쯤이 되면 코막힘도 심해져 온다.

콧물에는 한방약인 소청룡탕(小靑龍湯)이 효과적이지만, 증상이 심해 황색의 끈기가 있는 코즙에는 갈근탕가천궁신이 (葛根湯加川芎辛夷)가 잘 낫는다. 이것은 만성 부비강염증 (慢性副鼻腔炎症 ; 축농증)에 사용되는 약이며, 중간 정도의 체력인 사람에게 적합하다.

급소 요법으로써는 콧물과 마찬가지로, 대추(大椎)라는 급소와 팔의 삼리(三里)라는 급소에 생강뜸을 뜨는 것이 효과가 있는데, 이것만으로 효과가 없을 때는 영향(迎香)이라는 급소의 자극과 발을 마사지하는 것도 첨가해 준다.

어린이의 황색 코즙은 반드시 의사의 진찰을 받아야 하는데, 코의 증상만이라면 이비인후과, 그외의 증상이 있는 경우는 소아과에 가면 좋을 것이다. 또 코즙을 잘 내보낼 수 없는 어린이에게는 스포이드(약국에서 판매)를 이용하면 편리하다.

생강뜸 뜨는 방법

① 생강뜸을 뜨는 곳은 대추(大椎)와 팔의 삼리(三里)라는 급소이다. 대추(大椎)는 목을 앞으로 숙였을 때, 튀어나온 뼈(제7경추)의 아래, 팔의 삼리(三里)는 팔을 구부렸을 때 생기는 오목하게 들어간 곳에서부터 손가락 3개 만큼 팔목쪽으로 간 곳에 있다.

② 대추(大椎)는 앉아서 고개를 앞으로 숙이거나 엎드리고, 다른 사람에게 뜸뜨도록 한다. 2mm 두께로 얇게 자른 생강 위에 쑥을 올리고 불을 붙여 뜨거워지면 쑥을 제거한다. 10~15회 반복하여 뜸뜬다.

③ 팔의 삼리(三里)는 스스로도 할 수 있다. 급소의 위치가 위가 되도록 하고 팔을 안정시키며, 생강뜸을 놓고 불을 붙인 다음 뜨겁게 되면 제거한다. 2~3회 반복한다.

이쑤시개를 사용한 자극법

① 자극할 곳은 영향(迎香)이라는 급소이다. 영향(迎香)은 콧방울 바로 바깥쪽에 있다.

② 이쑤시개의 머리로 10~20회 가볍게 콕콕 찌른다.

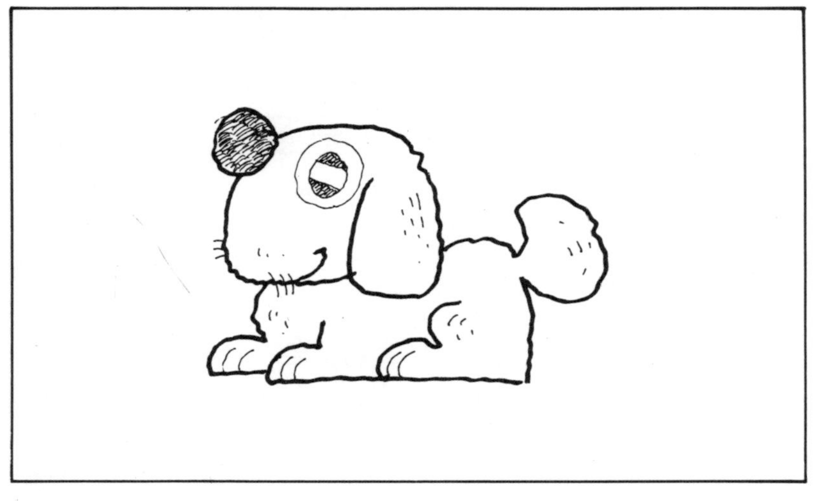

발 마사지 방법

① 마사지할 부위는, 지음(至陰)이라는 급소를 중심으로 한 새끼발가락이다. 지음(至陰)은 새끼발가락에서 발톱이 난 곳 바깥쪽에 있다.

② 의자에 앉아 반대쪽 엄지손가락의 불룩한 곳을 지음(至陰)에 대고, 엄지손가락과 집게손가락 사이에 끼워 주물러서 푼다. 양쪽 발을 합쳐 4~5분 간 주무른다.

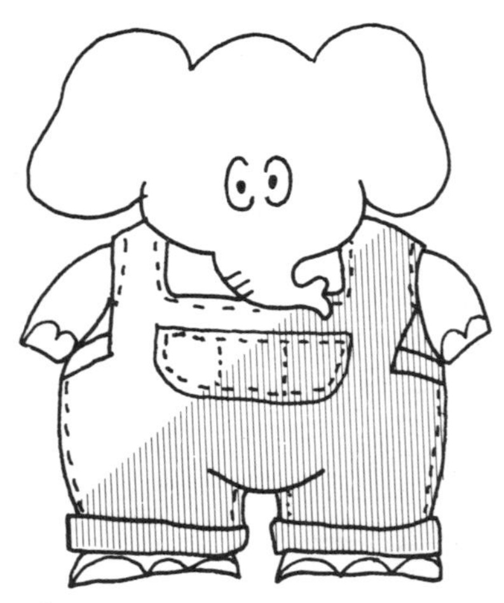

코즙이라면 한방약인 소청룡탕(小靑龍湯), 황색 코즙이 나오면 갈근탕가천궁신이(葛根湯加川芎辛夷)가 효과적.

●콧물의 치료 방법●

급소 찾는 법(얼굴)

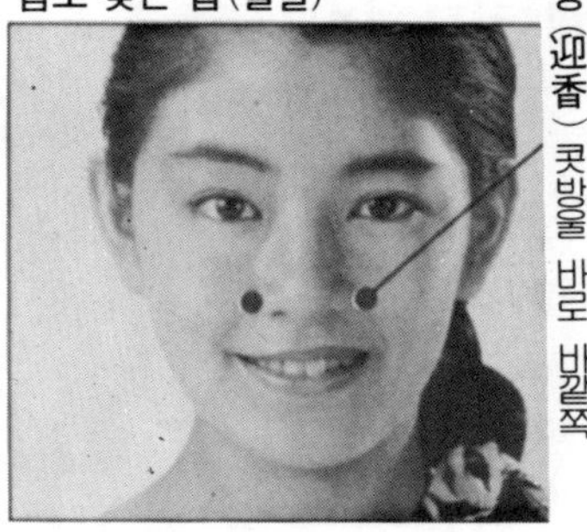

목의 급소 찾는 법

대추(大椎)

고개를 앞으로
숙였을 때, 튀어나오는
뼈(제7경추)의
아래

제 7 경추

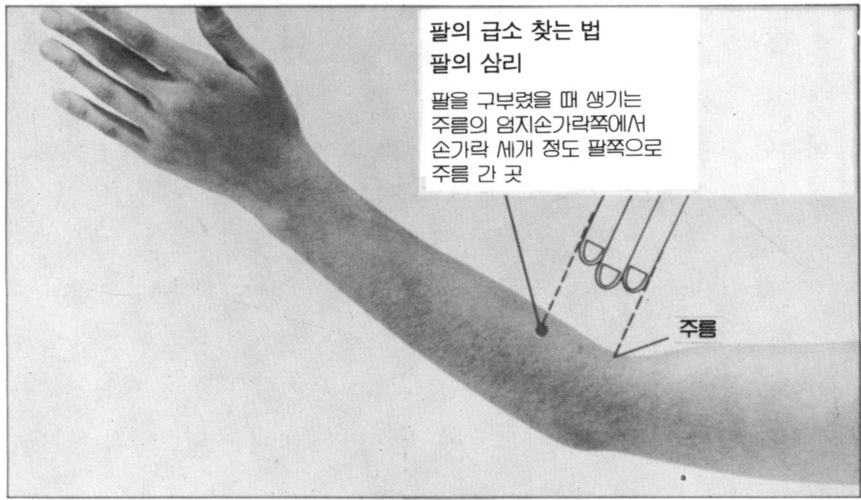

새끼발가락 마사지

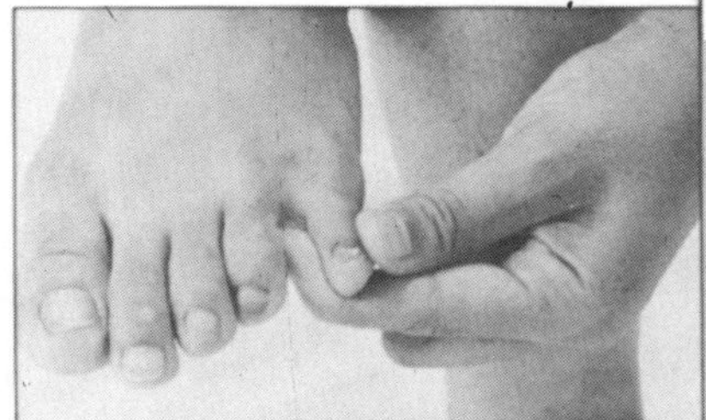

의자에 앉아 발과 반대쪽의 엄지손가락의 볼록한 부분을 지음에 대고, 엄지손가락과 집게손가락 사이에 끼우고 주무른다.

마사지 하는 부위(발)

지음(至陰)이라는 급소를 중심으로한 새끼발가락의 바깥쪽

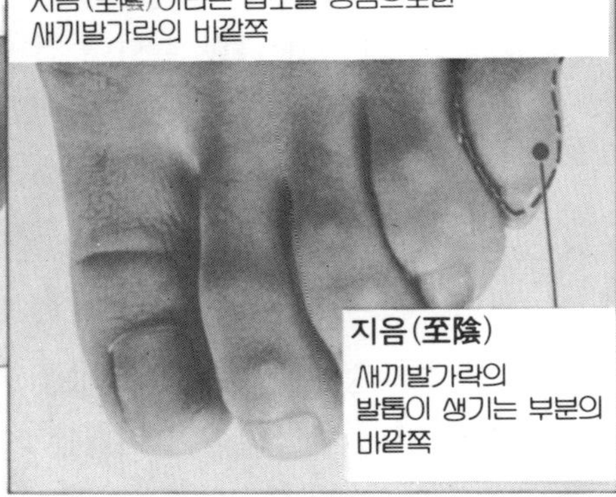

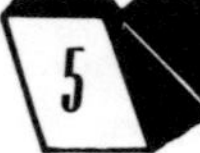

감기의 여러 증상은 이렇게 치료한다

코가 막힌다

코는 밖으로 돌출해 있는 부분은 적어도 비강(鼻腔)이라고 불리우는 구멍 속은 꽤 넓고 복잡한 공간을 형성하고 있다. 우리들이 받아들인 공기 중에는 먼지를 비롯한 이물질이 포함되어 있을 뿐 아니라 이것이 그대로 폐 속으로 보내지면 차가워지기도 하고, 건조해지기도 하기 때문에 폐의 기능이 저하되고 만다.

그래서 그런 것이 없도록 비강(鼻腔 ; 콧구멍)의 벽을 덮고 있는 점막에서 점액이 분비되는 것 외에 점막 위에는 선모(線毛)라고 부르는 잔털이 생겨나 먼지 등의 이물질을 제거하고 있다. 점액이 끊임없이 분비되고 있고, 공기에는 습기도 주어지고 있다. 또 점막 아래에는 모세혈관이 많이 뻗어 있으며, 들이마신 공기를 따뜻하게 하는 히터의 역할도 하고 있다.

그렇지만 코점막에 염증이 생기면 그 아래의 모세혈관내의 혈류(血流 ; 피 흐름)가 나쁘게 되어 점막이 붓고, 공기의 통로가 좁아져서 통과장해가 일어난다. 이렇게 해서 일어나는 것이 코막힘이다.

코가 막혀 있다고 해서 입으로 계속 호흡을 하면 더럽고 찬 공기나 건조한 공기가 갑자기 목구멍 안으로 흘러 들어오며, 목구멍, 기관, 기관지 등에 염증이 일어나기 쉬워진다.

방 안에 난방이 너무 잘 돼 있을 때, 창을 열어 차가운 바람을 확 들어오게 하면 코막힘이 일어나는 경우도 있다.

어린아이의 경우, 코막힘이 심해지면 젖을 먹을 때에 호흡을 할 수 없게 되는 경우도 있으므로 빨리 소아과 의사의 진찰을 받지 않으면 안된다.

코막힘의 약(재채기, 콧물도 같은 약) 중, 캡슐은 약효성분이 서서히 작용하므로 효과가 지속되는 장점이 있어 최근 많이 나돌고 있다. 그러나 잠을 불러 일으키는 성분이 포함되어 있으므로 차를 운전할 때는 사용하지 않는 것이 좋을지도 모른다.

점비약(点鼻薬 ; 코에 바르는 약)은 잠이 올 걱정은 없지만, 장기간 계속 사용하면 효과가 없어지고, 코점막을 다칠 염려도 있다. 점비약(点鼻薬)의 사용은 2~3일 이내로 멈추도록 한다.

급소요법에서는 얼굴에 있는 영향(迎香)과 인당(印堂)이 효과적이지만, 코막힘은 코즙이나 재채기 등과 비교해서 치료하기 어려운 증상이어서 지압보다는 강한 자극쪽이 좋을 것이다.

이쑤시개를 사용한 자극법

① 영향(迎香)은 콧방울의 바로 바깥쪽에, 인당(印堂)은 좌우의 눈썹 한가운데에 있다.

② 영향(迎香)과 인당(印堂)은 이쑤시개의 머리로 10~15회씩, 가볍게 콕콕 찌른다.

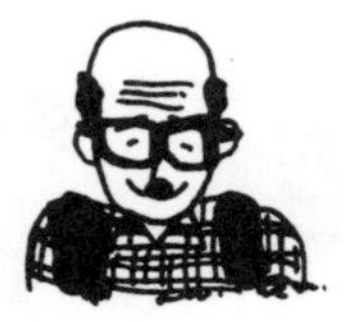

콧방울의 바로 양쪽과 좌우의 눈썹 한가운데에 있는 급소를 이쑤시개의 머리로 10~20회 찌른다.

●코막힘 없애는 방법●

얼굴의 급소 찾는 법

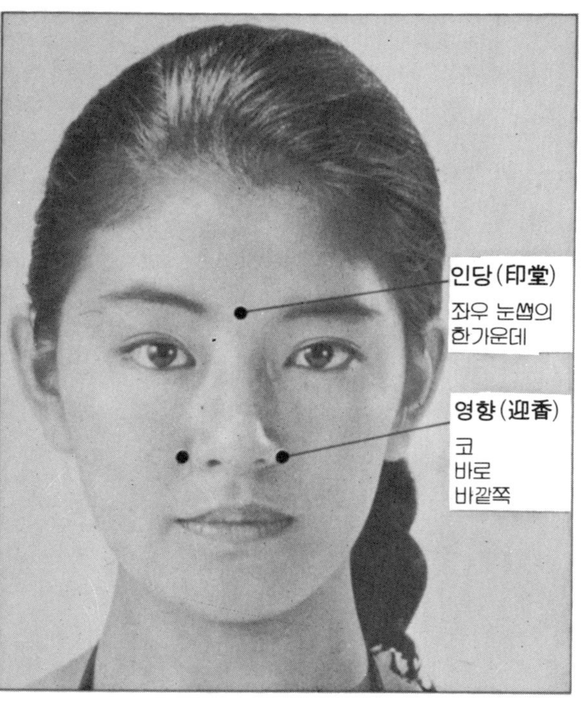

이쑤시개를 사용한 자극법
(영향 : 迎香)

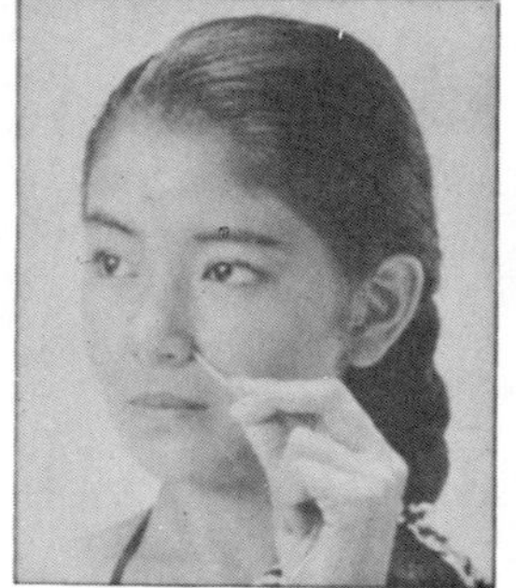

이쑤시개의 머리로
10~20회 찌른다.

영향(迎香)의 위치

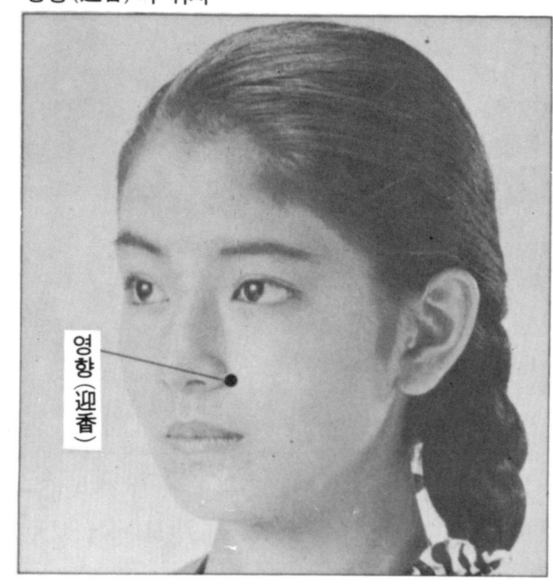

이쑤시개를 사용한 자극법
(인당 : 印堂)

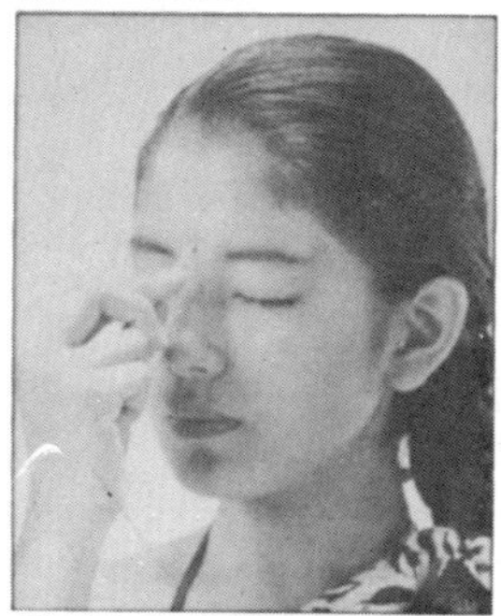

영향과 마찬가지로 이쑤시개
머리로 10~20회 찌른다.

머리가 아프다, 머리가 무겁다

감기에 걸리면 목이나 코의 증상 이외에도 여러 가지 증상이 나타난다. 그 중에서도 자주 일어나는 것이 두통이다.

현재 시판되고 있는 두통약(해열 진통제)은 이부프로휀계의 아스피린계, 아세트아민휀계, 피린계로 크게 나눌 수 있다. 아스피린은 옛날부터 자주 사용되어 오는 약이지만, 위장의 해(害)를 동반하는 경우가 있다. 위(胃)가 약한 사람은 제산제(制酸劑)를 배합한 것, 위장의 해가 잘 일어나지 않도록 한 것, 혹은 이부프로휀계, 아세트아민휀계 쪽이 좋을 것이다.

또 심한 두통에는 피린계가 좋은 효과를 보이지만, 피린계의 약에 과민 반응하는 체질인 사람도 있으므로 사용한 경험이 없는 사람은 피하는 쪽이 좋을 것 같다.

한방약으로는 두통이나 어깨 결림을 동반하는 감기엔 갈근탕(葛根湯)이 효과적이다. 약에 의지하기 싫은 사람은 급소요법도 잘 나으므로 시험해 보자.

목, 어깨 지압

① 지압할 부위는 목 뒤에 있는 천주(天柱), 풍지(風池), 어깨에

있는 견정(肩井), 고황(膏肓)이라는 급소이다.

② 천주(天柱)는 목덜미의 움푹 들어간 곳의 높이이고, 경추(頸椎) 바깥쪽에 있다. 앉아서 엄지손가락 끝을 급소에 대고, 머리를 손가락 끝에 얹는다는 느낌으로 뒤로 기울여 누른다. 숨을 내쉬면서 누르는 것이 일반적인 지압법이지만, 머리를 뒤로 기울여 누를 때에는 숨을 들이쉬면서 누르는 쪽이 효과적이다.

③ 풍지(風池)는 유상돌기(乳樣突起)라고 하는 귀 뒤에 튀어나온 뼈와 천주(天柱)의 사이에 있다. 천주(天柱)와 마찬가지 방법으로 누른다.

④ 견정(肩井)은 어깨 끝과 목의 중간에 있으며, 다른 사람에게 눌러달라고 한다. 지압을 하는 사람은 지압받는 사람의 뒤에 서서 엄지손가락 끝으로 좌우 동시에 누른다.

⑤ 고황(膏肓)은 견갑골(肩甲骨)의 등뼈쪽 가장자리에서 거의

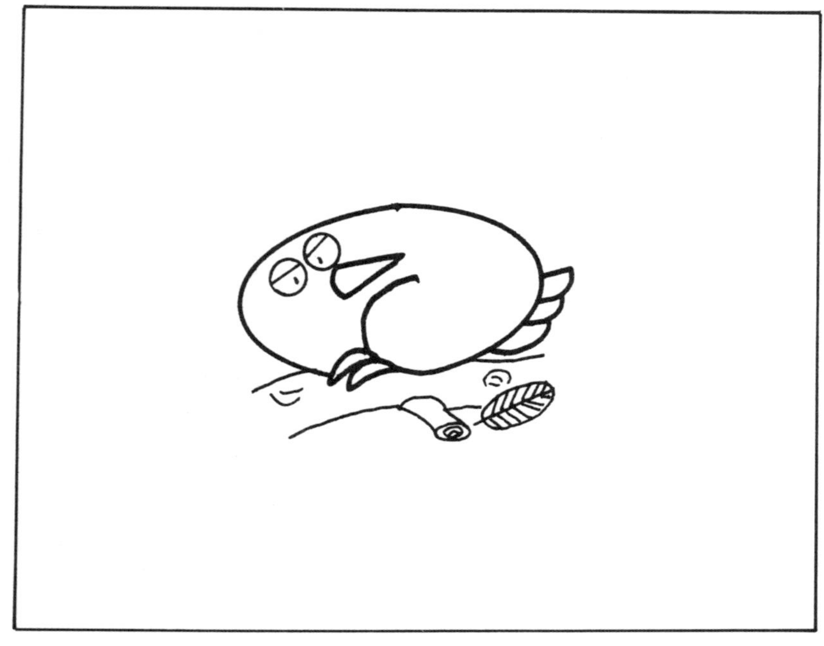

중앙에 있다. 견정(肩井)과 마찬가지로 다른 사람에게 눌러 달라고 한다.

머리의 지압

① 지압하는 곳은 관자놀이와 백회(百會)이다.

② 관자놀이는 귀 위의 머리카락이 난 곳에 있다. 앉아서 엄지손가락 끝을 관자놀이에 대고, 머리를 뒤로 젖힌 채로 숨을 들이마시면서 누른다. 좌우 동시에 한다.

③ 백회(百會)는 좌우의 귀 상단을 연결한 선의 중심에서 머리의 가장 위에 있다. 좌우 집게손가락의 끝을 겹쳐서 급소에 대고 강하게 누른다.

손의 지압

① 지압할 곳은 합곡(合谷)이라는 급소다.

② 합곡(合谷)은 엄지손가락과 집게손가락 사이에 있다. 집게손가락과 가운데손가락으로 손바닥을 받치고 엄지손가락 끝을 세우듯이 하여 누른다.

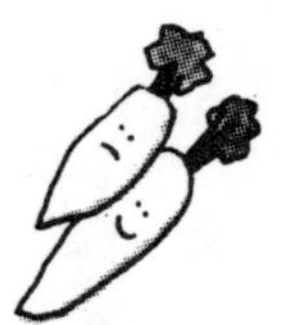

천주(天柱), 풍지(風池), 관자놀이의 지압은 숨을 들이마시면서 머리를 뒤쪽으로 젖히고 누르면 효과적.

●두통을 완화시키는 방법●

지압 방법(천주, 풍지)

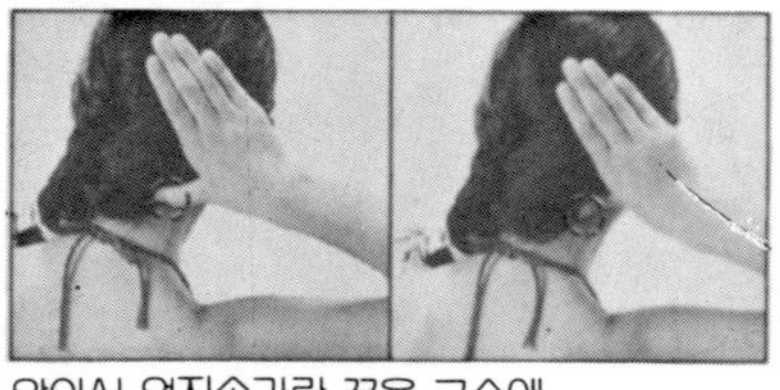

앉아서 엄지손가락 끝을 급소에 대고, 머리를 손가락 끝에 놓듯이 뒤로 젖힌다. 숨을 들이마시면서 누른다.

지압 방법(견정 : 肩井)

지압을 하는 사람은, 받는 사람 뒤에 서고, 엄지손가락 끝으로 좌우 동시에 누른다.

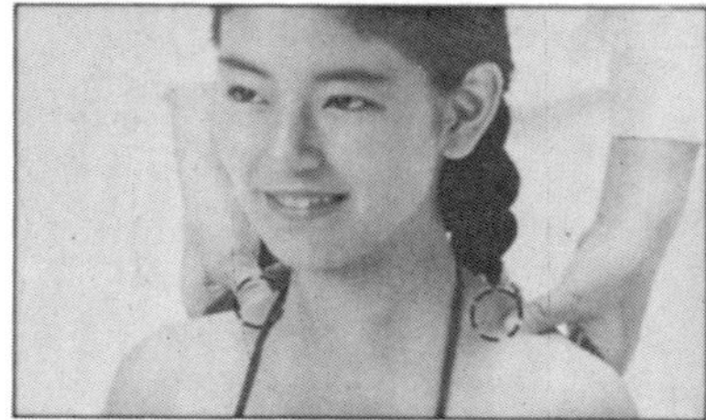

급소 찾는 방법(목, 어깨)

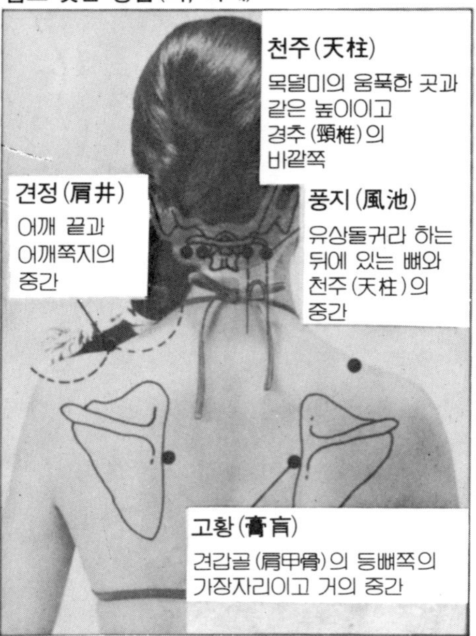

손의 급소 찾는 법

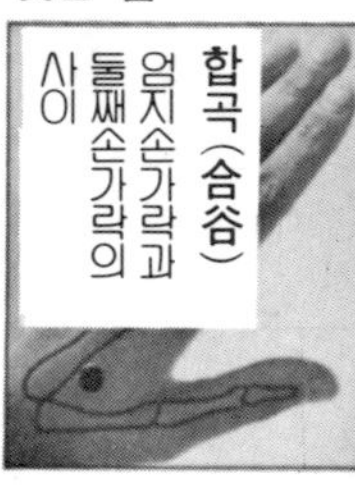

급소 찾는 방법(머리)

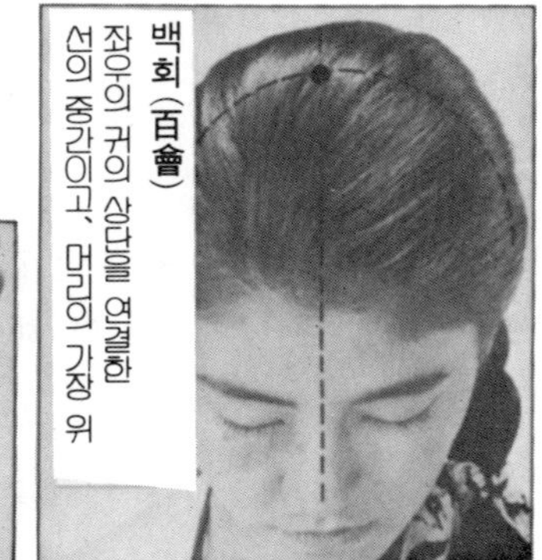

지압하는 부위(머리)

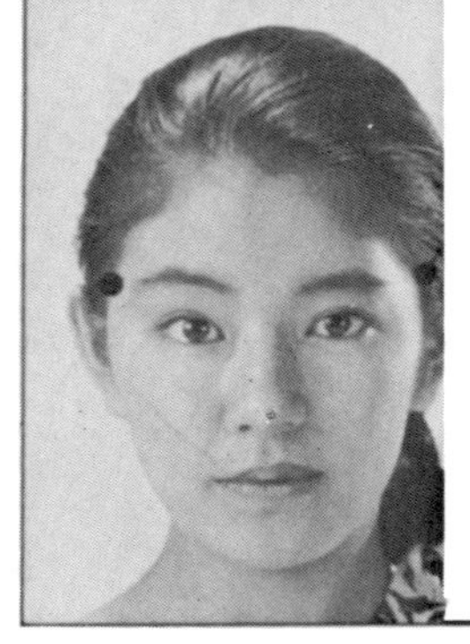

지압 방법(백회)

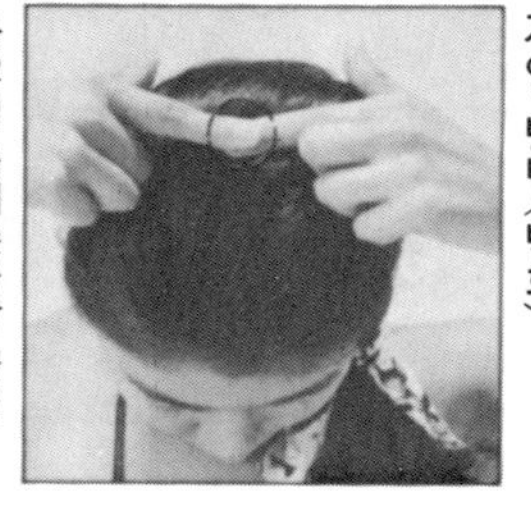

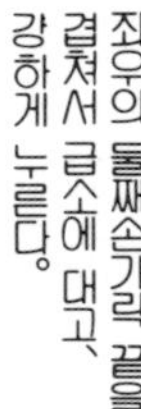

좌우의 둘째손가락 끝을 겹쳐서 급소에 대고, 강하게 누른다.

지압방법(관자놀이)

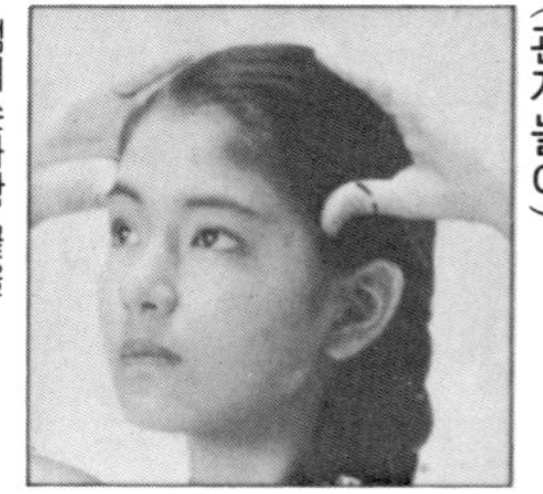

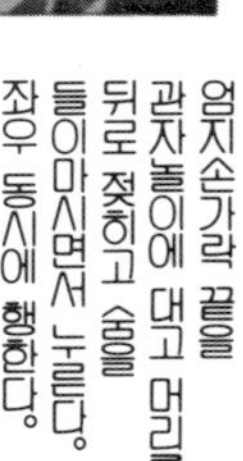

엄지손가락 끝을 관자놀이에 대고 머리를 뒤로 젖히고 숨을 들이마시면서 누른다. 좌우 동시에 행한다.

몸이 나른하다

나른함을 동반하는 감기에는 한방약인 갈근탕이 잘 듣는데, 등이나 손발의 급소를 자극해도 약이 된다. 또 비타민B_1에는 당질(糖質)의 대사를 재촉하여 피로회복을 돕는 작용이 있다. 비타민B_1이 많은 간, 돼지고기, 참깨, 소금에 담근 것을 넣은 식사를 하는 것도 하나의 방법이다.

등의 지압

① 지압을 할 부위는 등뼈에서 손가락 폭 2개 정도 만큼 바깥쪽에서 견갑극(肩甲棘)이라는 견갑골이 펴진 곳을 연결한 높이부터 허리선 높이까지이다. 이 부위의 상단에는 폐유(肺兪), 폐유로부터 엄지손가락 한개 정도 아래에 궐음유(厥陰兪), 견갑골의 하단에는 격유(膈兪), 그리고 허리선 높이에는 신유(腎兪) 급소가 있다.

② 지압을 받는 사람은 엎드리고, 지압을 하는 사람은 그 옆(자주 쓰는 손의 반대쪽)에 무릎을 세우고 앉아 엄지손가락 끝에 체중을 실듯이 누른다. 위에서 아래를 향해, 손가락을 조금씩 겹치지 않도록 하면서 눌러준다.

수건을 사용한 등의 자극

① 지압과 마찬가지의 부위를 수건으로 문지르는 것도 효과가

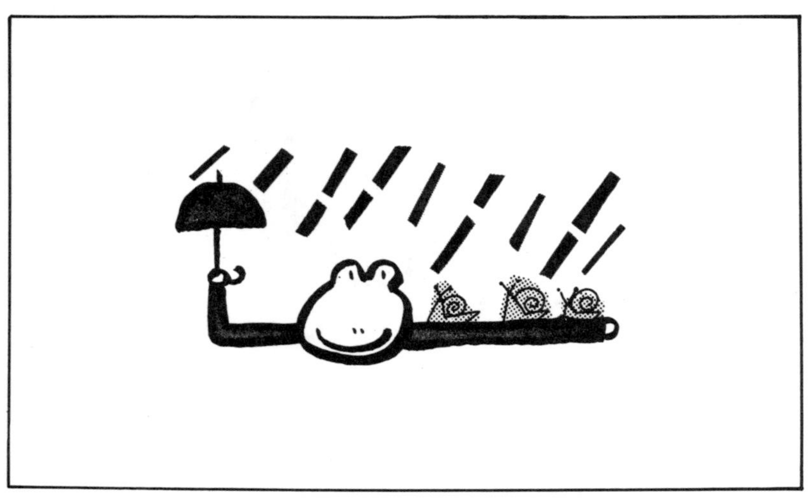

있다. 자극을 주는 사람, 그리고 받는 사람의 자세는 지압의 경우와 똑같다.

② 수건이나 물수건을 잡기 쉬운 크기로 접어 양손에 쥐고, 등이 뜨거울 때까지 문지른다.

발의 지압

① 지압할 부위는 발의 삼리(三里)와 태계(太谿)이다.

② 발의 삼리(三里)는 발의 바깥쪽에서 슬개골(膝蓋骨 ; 종지뼈)에서 손가락 폭 4개 정도 만큼 밑에 있다.

무릎을 세우고 앉아 발과 같은 쪽의 손(왼발이면 왼손)의 엄지손가락 끝을 급소에 세우듯이 대고 누른다.

③ 태계(太谿)는 복사뼈 반대편 안쪽과 아킬레스건의 사이에 있다. 발의 삼리와 마찬가지로 눌러준다.

손의 지압

① 지압하는 부위는 곡지(曲池)와 합곡(合谷)의 급소이다.

② 곡지(曲池)는 팔굽을 굽혔을 때 생기는 가로 주름의 엄지손가락쪽 끝에 있다. 팔꿈치를 가볍게 굽힌 다음, 반대쪽 엄지손가락 끝을 급소에 대고, 손가락 끝을 세우듯이 하여 누른다.

③ 합곡(合谷)은 엄지손가락과 집게손가락 사이에 있다. 집게손가락과 가운데손가락으로 손바닥을 받치고 엄지손가락 끝을 세우듯이 하여 누른다.

배를 따뜻하게 하는 방법

① 따뜻해야 할 부위는 배꼽을 중심으로 한 하복부(下腹部)이다.

② 한번 쓰고 버리는 회로를 회로밴드에 넣고 하의의 위부터 댄다.

③ 지긋이 따뜻해질 정도의 열에서 10분 정도 따뜻하게 한다.

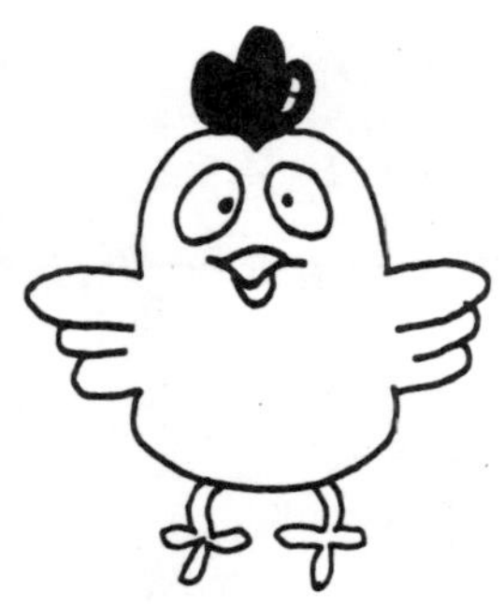

발이 나른할 때는 발에 지압을 주의깊게 하고, 무릎 아래에 방석을 대고 잔다.

●몸의 나른함을 없애는 방법●

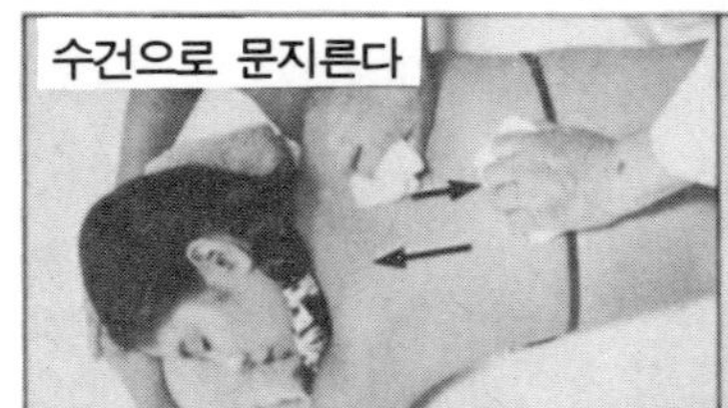

엎드려서 타올로 등을 문지른다. 수건을 양손에 쥐고 등뼈의 양쪽을 문지른다.

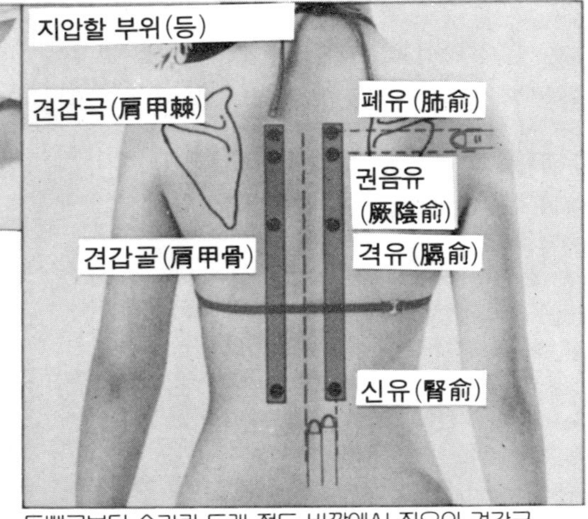

등뼈로부터 손가락 두개 정도 바깥에서 좌우의 견갑극(견갑골이 펴져나온 곳)을 연결한 높이로부터 허리선의 높이까지를 위에서 아래로 조금씩 엄지손가락을 겹치지 않게 놓아 누른다.

지압 방법(다리의 삼리)

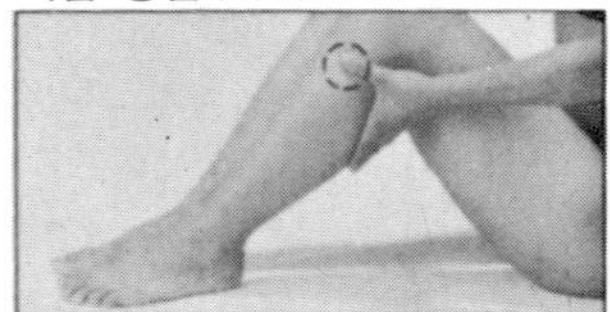

무릎을 세우고 앉아 다리와 같은 쪽의 엄지손가락 끝을 세우듯이 하여 누른다.

지압 방법(태계 : 太谿)

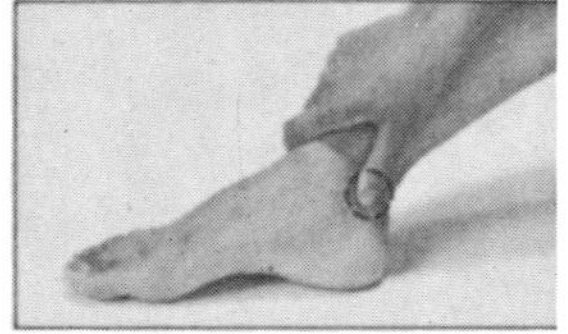

무릎을 세우고 앉아 다리와 같은쪽의 엄지손가락 끝을 세우듯이 하여 누른다.

발 급소 찾는 방법

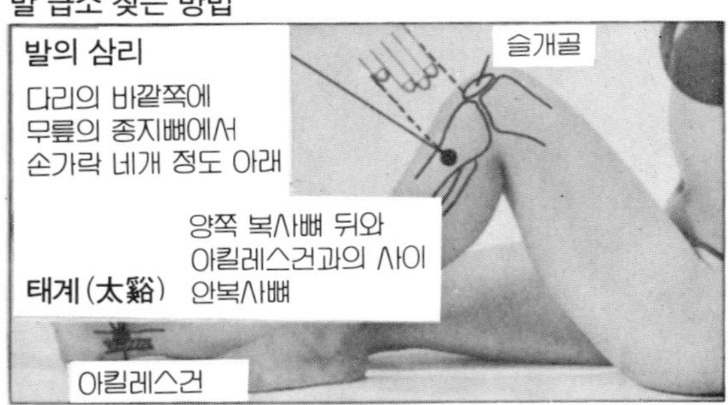

손의 급소 찾는 법

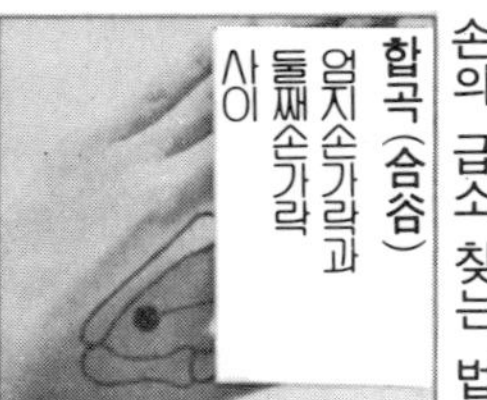

따뜻하게 할 부위

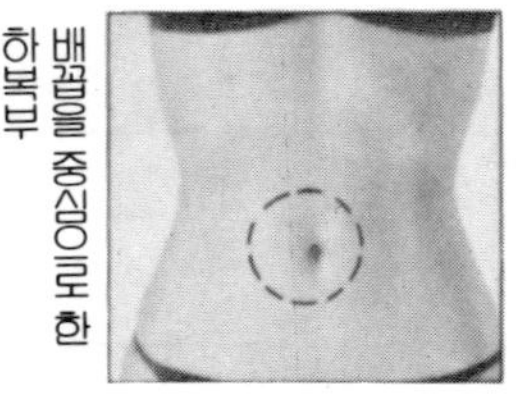

배꼽을 중심으로 한 하복부

팔의 급소 찾는 법

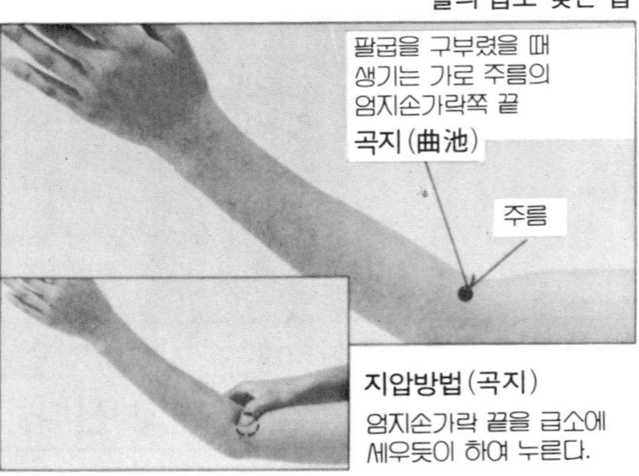

지압방법(곡지)

엄지손가락 끝을 급소에 세우듯이 하여 누른다.

설사가 계속되고 식욕이 없다

바이러스의 종류에 따라서는 어른이라도 설사, 복통, 구토 등 위장장해가 생기지만, 어린이 감기는 특히 위장(胃腸)에 증세가 나타나기 쉽다.

위장증상이 심한 감기이고, 원래 체력이 좋지 않은 사람에게는 한방약인 시호계지탕(柴胡桂枝湯)이, 보통 체력인 사람에게는 소시호탕(小柴胡湯)이 잘 듣고, 또 평상시부터 위장이 약한 사람에게는 향소산(香蘇散)이 자주 사용된다.

감기에 걸리면 종종 식욕도 없어지지만, 그렇다고 아무 것도 먹지 않으면 치료가 늦어진다. 매화 말린 것, 요구르트, 생강 등 신맛이나 냄새가 있는 식품을 이용하는 등, 식욕을 돋굴 수 있는 메뉴를 생각해 본다.

식욕부진을 치료하는 생강뜸(배, 허리, 다리)

① 생강뜸을 뜨는 위치는 배의 중완(中脘), 허리의 신유(腎兪), 발의 삼리(三里)이다.

② 중완(中脘)은 명치와 배꼽의 중간에 있다. 눕고 몸을 위로 향하게 한 후에 다른 사람에게 뜸뜨도록 한다. 급소에 생강뜸을 놓고 불을

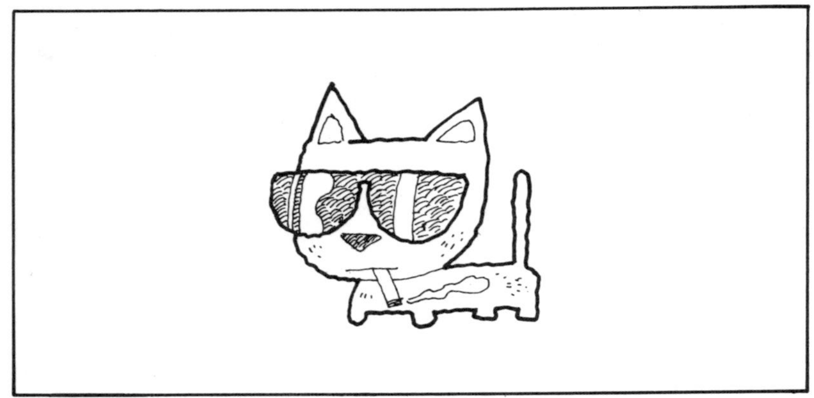

붙여 뜨거워지면 제거한다. 3회 반복한다.

③ 신유(腎兪)는 허리선 높이이고, 등뼈에서 손가락 폭 두개 정도 바깥쪽에 있다. 엎드려서 다른 사람에게 역시 3회 뜸뜨게 한다.

④ 발의 삼리(三里)는 다리의바깥쪽으로, 슬개골(膝蓋骨 ; 종지뼈)에서 손가락 폭 4개 정도 아래에 있다. 급소의 위치가 위가 되도록 발을 앞으로 내어 앉으면 자기가 뜸뜰 수 있다. 3회 반복한다.

식욕부진을 치료하는 마사지

① 마사지할 부위는 늑골(肋骨)의 아래이다.

② 집게손가락부터 약지까지의 손가락 세 개의 볼록한 부분을 늑골 아래에 대고, 몸의 중심으로부터 바깥쪽을 향해 8자를 그리듯이 문지른다. 10회 정도 반복해 준다.

설사를 치료하는 배 따뜻하게 하는 방법

① 따뜻하게 할 부위는 배꼽을 중심으로 한 하복부이다.

② 회로밴드에 한번 쓰고 버리는 회로를 넣고, 하의의 위부터 댄다. 뜨거워지면 옷을 또 한장 덧댄 위에 댄다. 뜨겁게 느껴질 정도의 온도로 하여 10분정도 따뜻하게 해 준다.

설사를 치료하는 생강뜸(다리)

① 생강뜸을 뜨는 위치는 양구(梁丘)와 공손(公孫)이라는 급소이다.

② 양구(梁丘)는 무릎의 슬개골(膝蓋骨)의 바깥쪽 위의 선에서 손가락 폭 3개 정도 위에 있다. 공손(公孫)은 발의 엄지발가락쪽으로 향하는 뼈에서 발목쪽으로 올라갔을 때 발가락이 끝나는 위치에 있다. 다리의 삼리(三里)와 마찬가지로 3회씩 뜸뜬다.

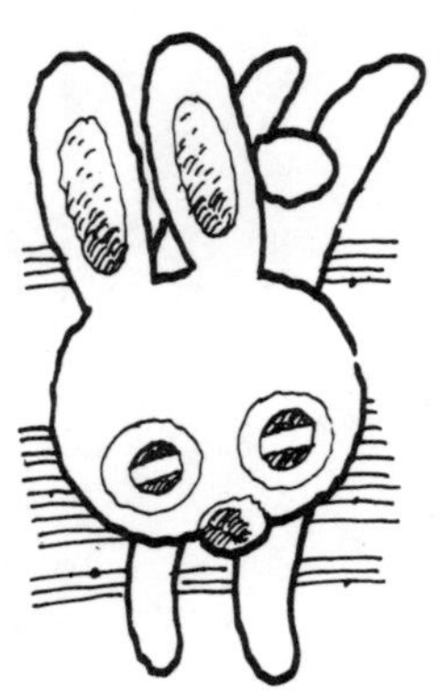

한방약이나 뜸, 회로 등으로 증상을 완화시키고 식욕을 돋구는 식사를 궁리한다.

●설사를 치료하는 방법, 식욕을 높이는 방법●

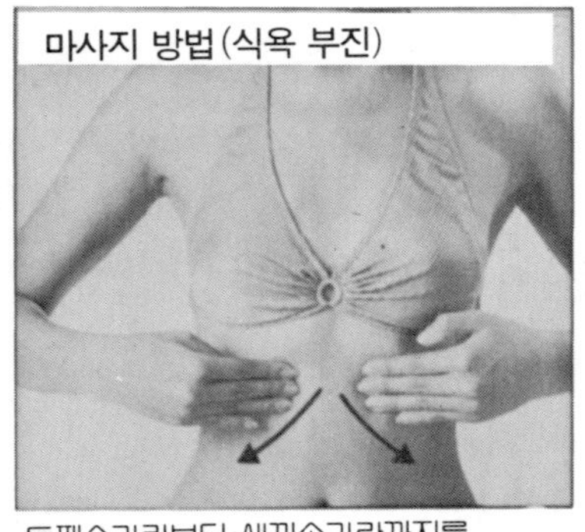

둘째손가락부터 새끼손가락까지를 사용한다. 명치에서부터 아래쪽으로 가볍게 쓰다듬는다.

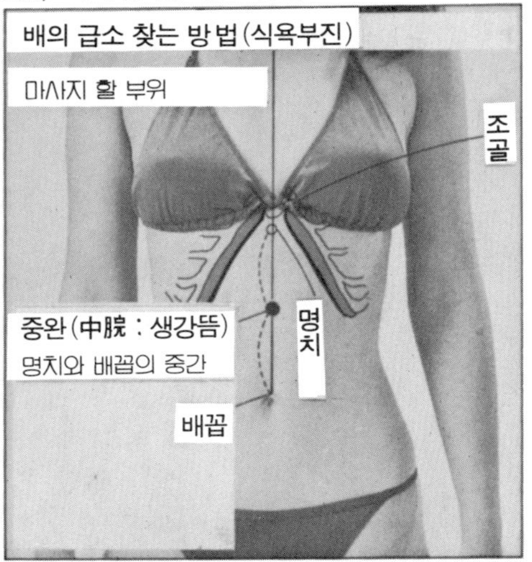

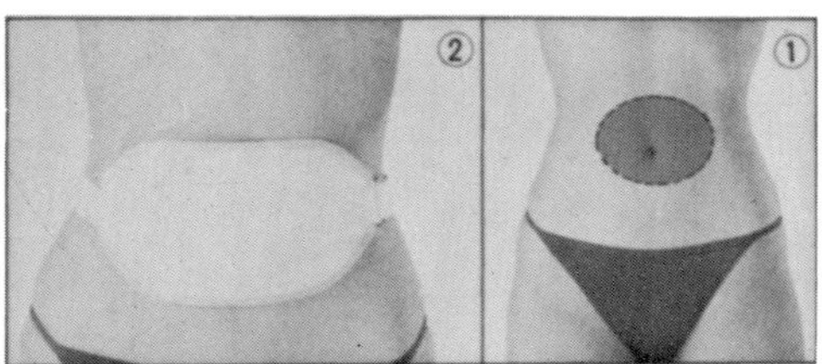

배를 따뜻하게 하는 방법(설사)

① 배꼽을 중심으로 한 하복부를 따뜻하게 한다.
② 회로밴드에 한번 사용하고, 버리는 회로를 넣어 따뜻하게 할 부위에 댄다.

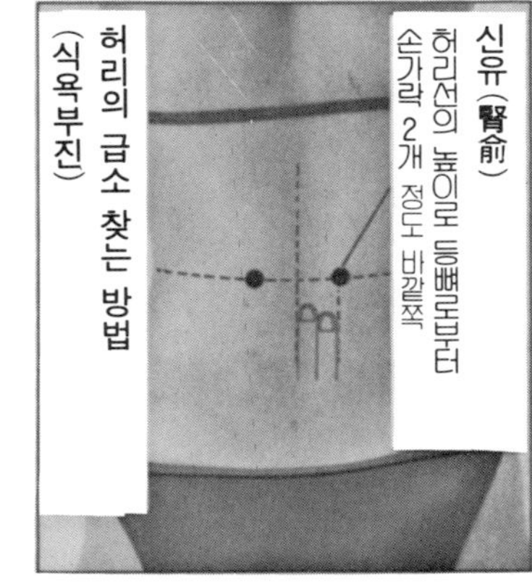

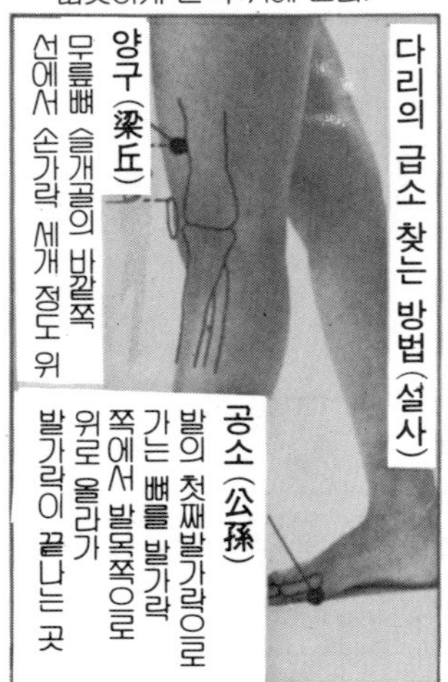

다리의 급소 찾는 방법(식욕부진)

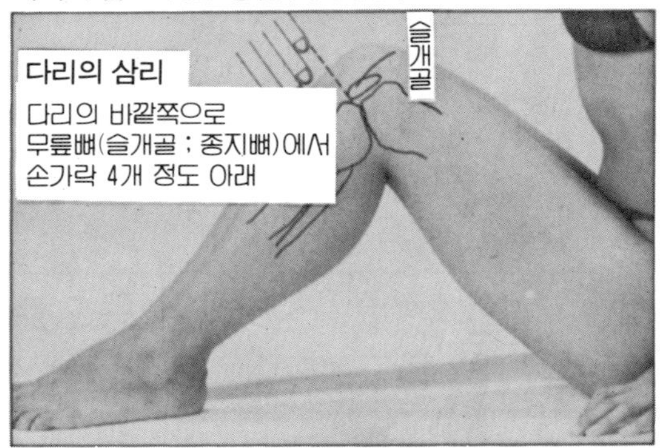

9 감기의 여러 증상은 이렇게 치료한다

구역질이 난다

어린이는 위장의 상태를 무너뜨리면 설사뿐만 아니라 자꾸 구역질을 한다. 특히 갓난아기인 경우에는 위(胃)가 술병을 세운 듯한 모양을 하고 있어 생리적으로 구역질을 하기 쉬운 데다가 구토가 심하면 몸의 수분이 급격히 빠져 탈수상태(脱水狀態)가 된다. 수분 보급에 신경을 씀과 동시에 반드시 소아과 의사의 진찰을 받도록 한다.

한편 어른인 경우에는 구역질만으로 수습되는 경우도 있지만 설사, 구토, 구역질이 심하고 식중독과 구분하기 어려운 경우도 종종 있다. 구역질이나 구토가 감기로 인한 것인지, 식중독으로 인한 것인지는 근처에 비슷한 증상의 감기가 유행하고 있는가, 어떤 음식을 먹었던가 등으로도 어느 정도 구분이 되지만, 증상이 심할 때는 어른이라도 의사의 진찰이 필요하다.

응급처치로는 매실초(매실 장아찌를 담은 즙)나 매실 장아찌의 과육(果肉)을 뜨거운 물에 용해시켜서 마시거나, 다음에 소개하는 급소요법을 실시해 보도록 한다. 특히 등에 있는 비유(脾兪), 위유(胃兪), 신유(腎兪)는 각각 비장(脾臟), 위(胃), 신장(腎臟)과 관계 있는 급소로, 자극하면 대사가 촉진되어 구역질의 원인물질을 빠르게 제거할 수 있다.

허리의 지압

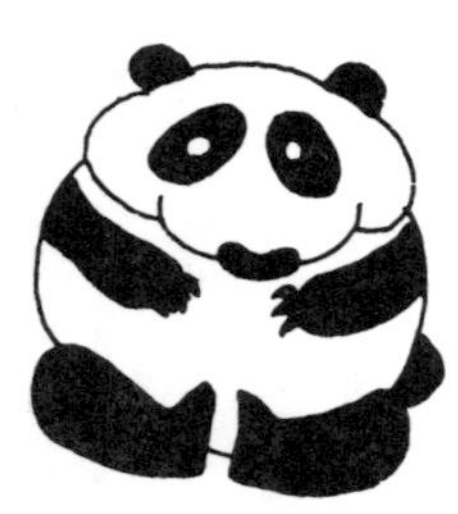

① 지압하는 부위는 등뼈에서부터 손가락 폭 두개 정도 바깥쪽으로, 허리선보다 손가락 네개 만큼의 높이부터 허리선까지이다. 허리선의 높이에는 신유(腎兪), 신유로부터 손가락 폭 세개 정도 위에는 위유(胃兪), 신유로부터 손가락 폭 네개 정도 위에는 비유(脾兪)라는 급소가 있다.

② 지압은 다른 사람에게 해 달라고 한다. 지압을 받는 사람은 엎드리고, 지압을 하는 사람은 그 옆(자주 쓰는 손의 반대쪽)에 무릎을 꿇고 앉아 엄지손가락 끝에 체중을 실듯이 누른다. 위에서 아래쪽으로, 손가락을 조금씩 겹치지 않도록 하며 누른다.

손의 지압

① 지압하는 곳은 내관(內關)이라는 급소이다. 내관(內關)은 팔목 주름의 중앙에서부터 손가락 폭 세개 만큼 팔꿈치쪽으로 간 곳에 있다.

② 반대쪽 손바닥으로 지탱하면서 엄지손가락 끝을 급소에 세우듯이 대고 눌러준다.

발의 지압

① 지압하는 곳은 발의 삼리(三里)와 축빈(築賓)이라는 급소이

다.

② 발의 삼리(三里)는 발의 바깥쪽으로, 슬개골(膝蓋骨 ; 종지뼈)로부터 손가락 폭 네개 만큼 아래에 있다. 무릎을 세우고 앉아 발과 같은 쪽 손(왼발이면 왼손)의 엄지손가락 끝을 급소에 세우듯이 대고 누른다.

③ 축빈(築賓)은 발의 안쪽 복사뼈로부터 손가락 일곱 개 정도 위의 높이이고, 경골(頸骨)의 뒤 가장자리에 있다. 의자에 앉아서 엄지손가락 끝을 급소에 세우듯이 대고 누른다.

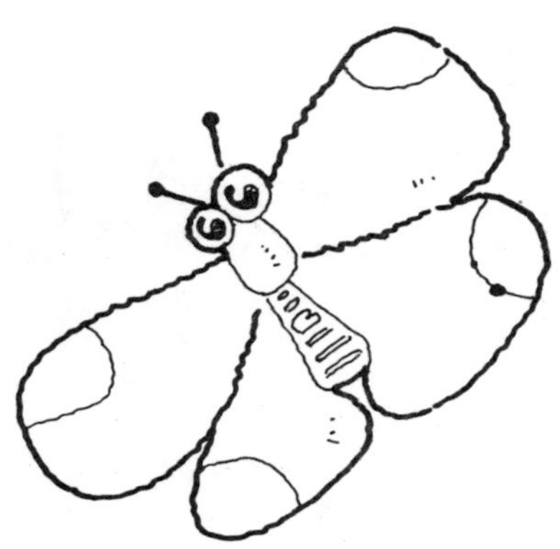

갓난아기의 구토는 심할 경우엔 탈수상태에 빠지기 쉬우므로 반드시 의사의 진찰을.

●구토를 멈추게 하는 방법●

손의 급소 찾는 방법

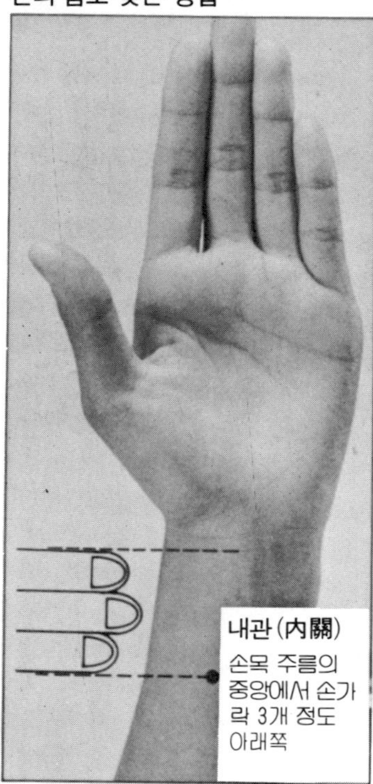

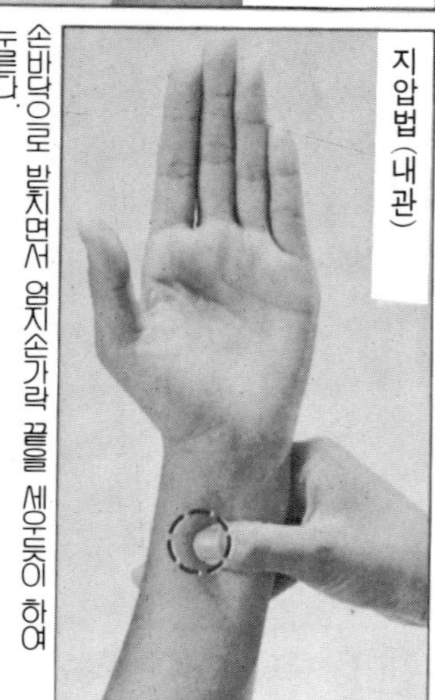

손바닥으로 받치면서 엄지손가락 끝을 세우듯이 하여 누른다.

지압할 부위(허리)

등뼈에서 손가락 두개 정도 밖에 허리선에서 손가락 4개 정도의 높이보다 허리선까지 손가락을 조금씩 겹치지 않게 누른다.

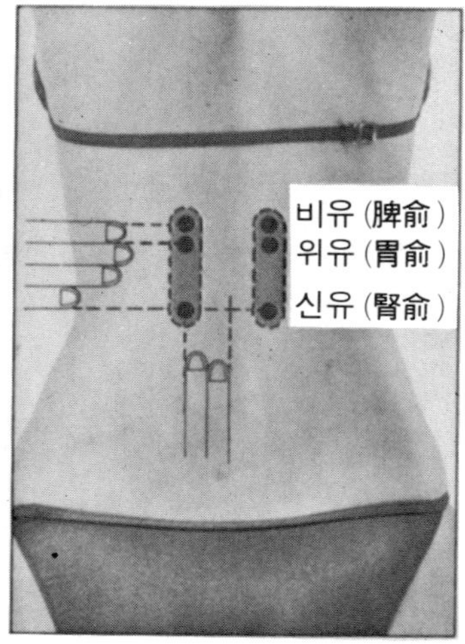

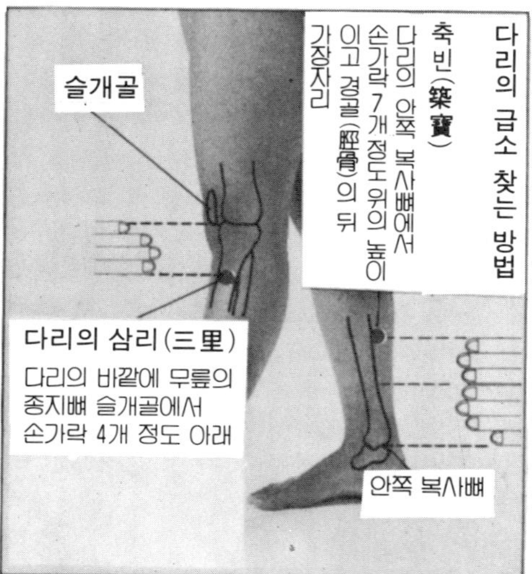

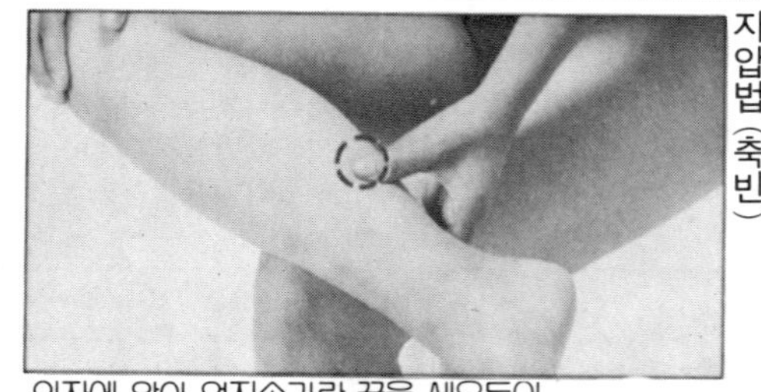

의자에 앉아 엄지손가락 끝을 세우듯이 하여 누른다.

감기의 여러 증상은 이렇게 치료한다

마디마디가 아프다

관절의 통증은 두통이나 식욕부진 만큼 자주 감기에 동반되어 나타나는 것은 아니다. 그러나 일단 아프면 고통스럽고, 특히 허리에 심한 통증이 생기면 몸을 움직일 수 없게 되는 경우조차 있다.

감기에 어떤 증상이 일어나는가는 원인이 되는 비이러스에 따라서 정해지지만, 유행성 감기일 때는 전신증상(全身症狀)이 나타나기 쉽고, 관절의 통증이 심하게 나타나는 경우도 적지 않다.

더구나 관절의 통증이 심하게 나타날 듯한 감기는 두통, 근육통, 전신의 나른함 등을 동반하는 경우가 많으므로 무리는 금물이다.

관절의 통증에 사용하는 약은 발열이나 두통에도 사용하는 해열진통제이지만, 그 중에서도 이부프로휀이라는 종류의 약은 본래 류마티스의 치료약으로서 의사가 사용하던 약이므로, 진통효과가 높다고 말할 수 있다. 한방약으로는 갈근탕(葛根湯)이 자주 사용된다. 이런 약들을 복용하고 적어도 하루 정도 충분히 쉬면 통증이 상당히 나아진다. 그렇지만 허리가 아플 때는 눕는 자세도 중요하다. 옆을 향한 채 새우처럼 둥글게 하고 눕는 것이 가장 좋지만, 위를 향해 누울 때는 무릎을 구부리고 다리 아래에 방석이나 베개 등을 넣은 자세로 눕는다.

통증이 일어나기 쉬운 부위

① 관절의이쪽 저쪽에 통증이 일어나지만, 특히 일어나기 쉬운 곳은 허리, 무릎, 발목, 손목의 각 부분이다.

② 허리에서 통증을 느끼기 쉬운 곳은 허리선 높이에서 등뼈로부터 손가락 폭 두개 만큼 바깥쪽에 있는 신유(腎兪)와 신유와 거의 비슷한 높이로 신유에서부터 다시 ,손가락 두개 만큼 바깥쪽에 있는 지실(志室)이라는 급소를 중심으로 한 부위이다.

③ 무릎에서는 슬개골(膝蓋骨 ; 종지뼈) 위와 무릎의 안쪽 주름을 중심으로 한 부분이 통증을 일으키기 쉬운 부위이다.

④ 발목에서도 관절을 둘러싼 부분에 통증이 일어난다.

관절통 치료방법

① 아픈 부위를 목욕용 브러시(약국에서 판매)로 발그레하게 뜨거워질 때까지 가볍게 문지른다.

② 목욕용 브러시로는 자극이 너무 강할 경우에는 수건을 손에 쥐기 쉬운 크기로 잘라, 역시 발그스레하게 뜨거워질 때까지 문질러도 좋다.

③ 아픈 부위를 헤어 드라이어로 뜨겁게 하는 것도 효과가 있다. 역시 발그스레하게 뜨거워질 때까지 온풍을 쐬고, 2~3분 간 쉬었다가 또 뜨겁게 한다. 이것을 2~3회 반복한다.

아픈 부위를 욕실용 브러시나 수건으로 문지르거나 드라이어의 온풍으로 자주 뜨겁게 한다.

●관절의 통증을 고치는 방법●

통증이 일어나기 쉬운 손목 부위

손목을 둘러 싼 지역

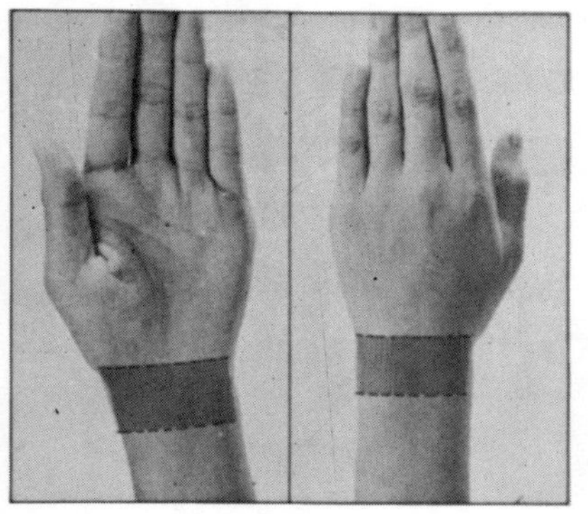

통증이 일어나기 쉬운 허리 부위

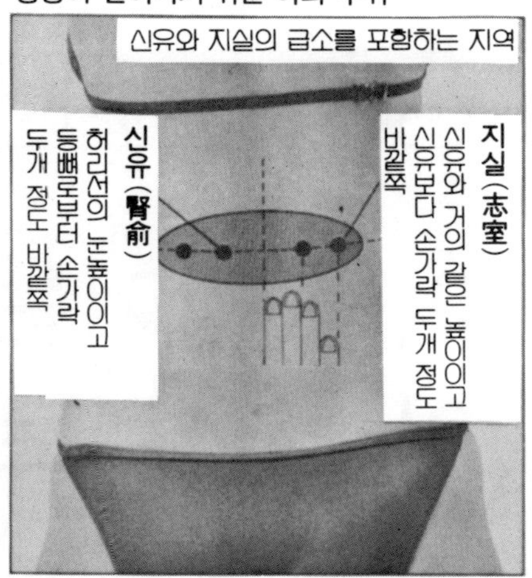

통증이 일어나기 쉬운 발목 부위

발목을 둘러 싼 지역

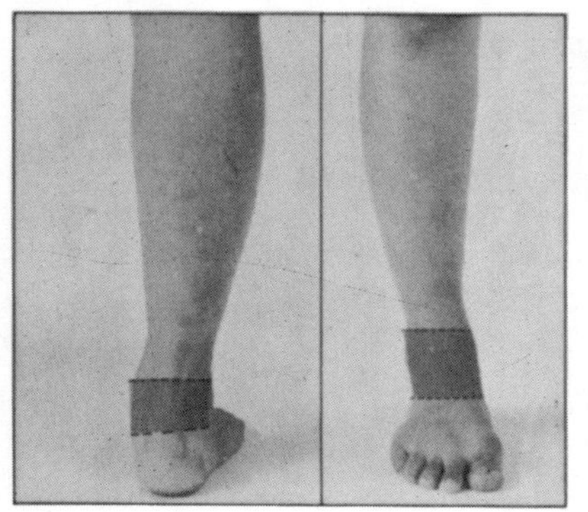

통증이 일어나기 쉬운 무릎 부위

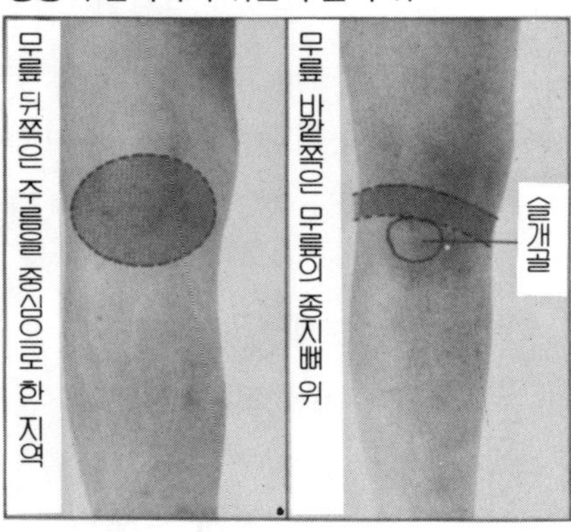

타올을 사용한 허리의 자극

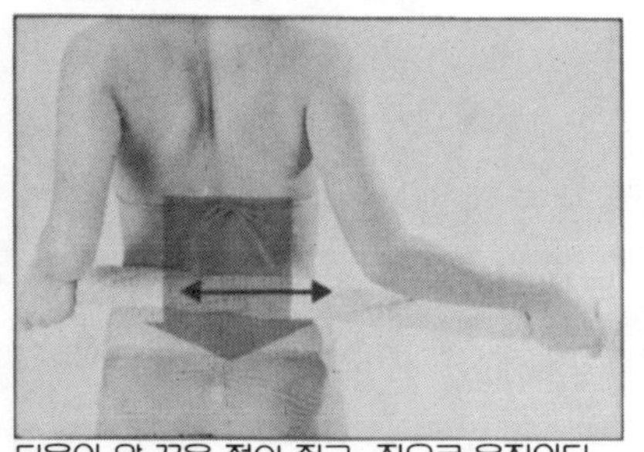

타올의 양 끝을 접어 쥐고, 좌우로 움직인다.

솔을 사용한 자극법

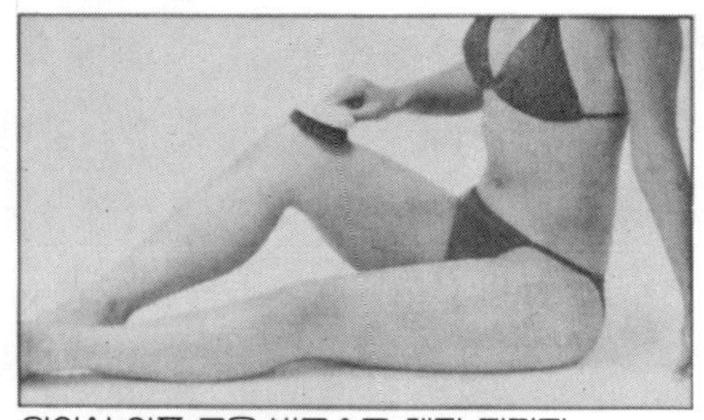

앉아서 아픈 곳을 발그스름 해질 때까지 가볍게 문지른다.

여름 감기는 이렇게 치료한다

여름에 유행하는 감기는 겨울 감기와 똑같은 증상이 나타나는 타입과 여름 감기 특유의 증상이 나타나는 타입이 있다. 헤루판기나, 수족구병(手足口病), 풀(pool) 열 등이 대표적인 어린이 감기인데, 어느 증상의 경우이든 코즙이나 기침은 거의 없고 열이 나거나 입이나 목구멍의 수포(水疱), 결막염(結膜炎) 등이 주(主)증상이다.

원래 더운 계절엔 열로 고생하고, 더구나 수포·때문에 입 안이 젖기도 하기 때문에 아무래도 식욕이 떨어지고 만다. 이럴 때는 목구멍으로 잘 넘어가는 음식물을 준비하는 연구도 필요하다.

수건으로 문지른다(등쪽)

① 목 뒤쪽에서 어깨에 걸쳐 문지른다. 대추(大椎), 풍문(風門), 폐유(肺兪)를 포함하는 구역이다. 대추(大椎)는 목을 앞으로 숙였을 때 튀어나온 뼈(제7경추)의 아래, 풍문(風門)은 대추에서 손가락 폭 3개 만큼 아래에서 손가락 폭 2개 정도 바깥쪽, 폐유(肺兪)에서 엄지손가락 한개 정도 밑에 있다.

② 다음으로 신유(腎兪)와 지실(志室)을 포함하는 허리 부분을 문지른다.

신유(腎兪)는 허리선 높이이고, 등뼈에서 손가락 폭 두개 정도 바깥쪽, 지실(志室)은 신유(腎兪)와 거의 같은 높이이고, 신유보다 손가락 폭 두개 정도 바깥쪽에 있다.

③ 골반의 윗부분, 대장유(大腸兪)를 중심으로 한 구역도 문지른다. 대장유(大腸兪)는 신유(腎兪)보다 손가락 폭 네개 정도 아래에 있다.

④ 어느 구역이든 엎드려서 다른 사람에게 문질러 달라고 한다. 문지르는 사람은 엎드려 있는 사람의 옆(자주 사용하는 팔의 반대쪽)에 무릎을 꿇고 앉아서 수건을 손 안에 넣을 만큼의 크기로 잘라 발그스레하게 뜨거워질 정도까지 문지른다.

수건으로 문지른다(배)

① 배꼽을 중심으로 한 하복부를 문지른다.

② 복부는 자기가 스스로 자극할 수 있다. 허리를 아래쪽으로 옮기고 수건을 손에 넣을 수 있을 만큼의 크기로 잘라 발그스레하게 더워질 때까지 문지른다.

눈을 차게 한다

① 결막염(結膜炎)인 경우에 실험해 본다. 차갑게 할 부위는 눈주위이다.

② 위를 향해 똑바로 눕고, 물수건이나 거즈를 물로 차갑게 해서 짜고 눈에 댄다.

③ 물수건은 3~4장 준비하여 따뜻해지면 바꾸고 5분 정도 차갑게 한다.

손에 생강뜸 뜨는 방법

① 뜸뜨는 부위는 이간(二間)과 합곡(合谷)이란 급소이다. 이간

(二間)은 집게손가락 끝에서부터 세어 2번째 관절 위(손목쪽으로)의 움푹 들어간 곳에, 합곡(合谷)은 엄지손가락과 집게손가락의 사이에 있다.

② 둘 다 2mm 두께의 생강 위에 약쑥을 올려놓고, 불을 붙여 뜨겁게 되면 제거한다. 2~3회 반복하여 뜸뜬다.

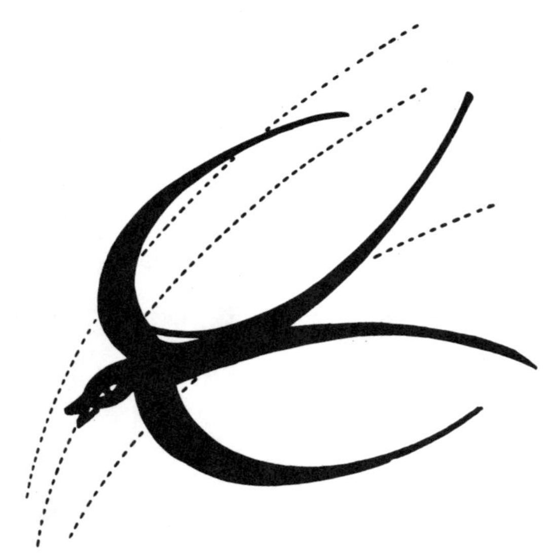

목 뒤에서부터 어깨에 걸친 부위와, 허리, 복부를 수건으로 따뜻하게 될 때까지 문지른다.

●여름 감기를 치료하는 방법●

수건으로 문지를 부위(배쪽)

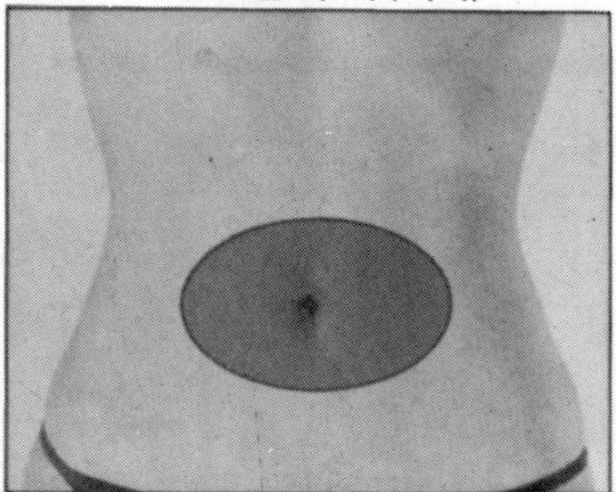

배꼽을 중심으로 한 하복부

배를 문지르는 방법

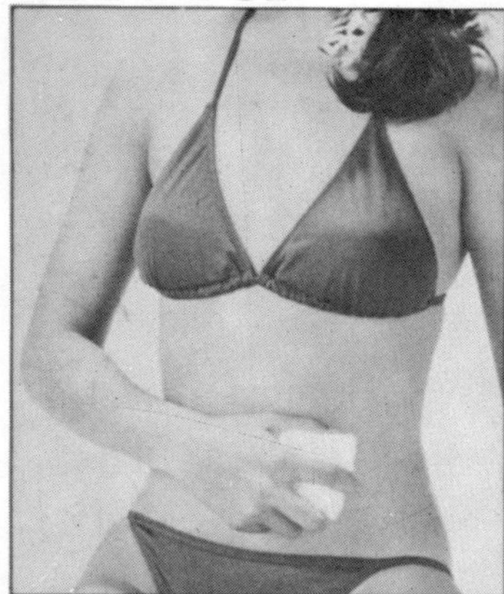

수건을 손에 넣을 정도의 크기로 접어 쥐고 발그스레하게 따뜻해질 때까지 문지른다.

눈을 차갑게 하는 방법

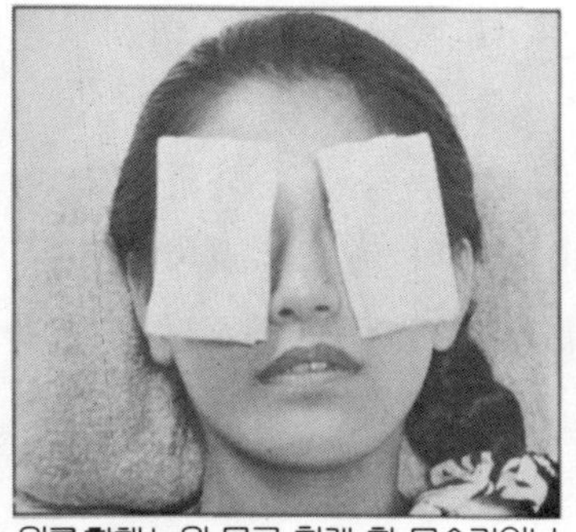

위를 향해 누워, 물로 차게 한 물수건이나 가재 꼭 짠 것을 댄다.

등의 급소 찾는 방법

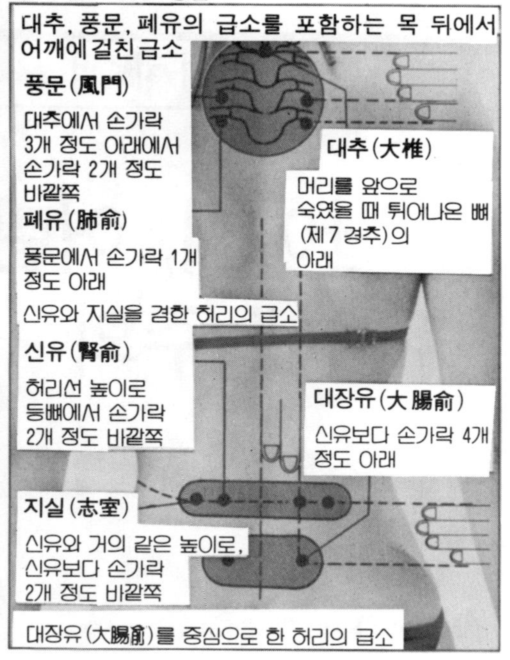

손의 급소 찾는 방법

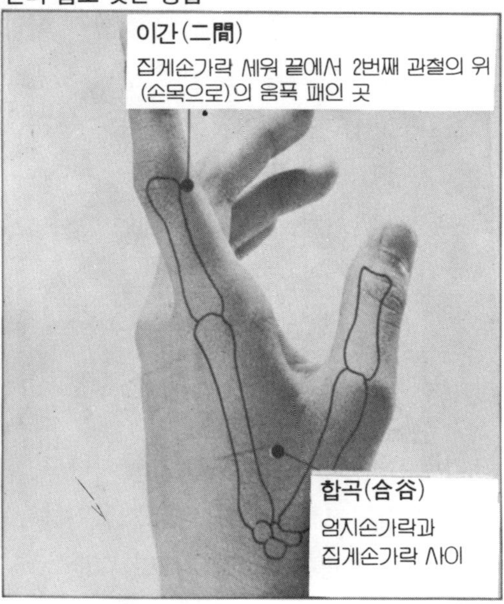

갓난아기, 어린이 감기는 여기에 주의

어린이 감기는 진행이 빠르기 때문에 가정의 세심한 배려가 필요하다.

열이 날 때

① 6개월 미만의 갓난아기는 미열(微熱)이라도 의사의 진찰을 받도록 한다. 6개월 이상인 갓난 아이라도 열이 38℃ 이상이면 진찰이 필요하며, 자는 도중에 열이 났을 때는 열 이외의 증상이 없는 것 같으면 다음날까지 기다려도 괜찮다.

② 39℃ 이상의 열이 나고, 모유나 우유를 먹는 것이 불량하며 수분도 받아들이지 않을 때는 탈수증상이 될 염려가 있다. 서둘러 병원으로 가야 한다.

③ 열성(熱性) 경련을 일으킨 경우는 의복 등을 느슨하게 하고 몸을 차갑게 한다. 젓가락 따위를 입 안에 넣거나 큰 소리로 아기의 이름을 부르며 몸을 흔드는 것은 금물이다. 몇 초 동안 계속됐는지, 경련이 몸의 어느 부분에 일어나고 있는지 등을 관찰하고 증상이 좀 안정되고 난 후에 병원으로 간다. 단, 경련이 5분 이상 계속될 때는 즉시 병원으로 데리고 간다.

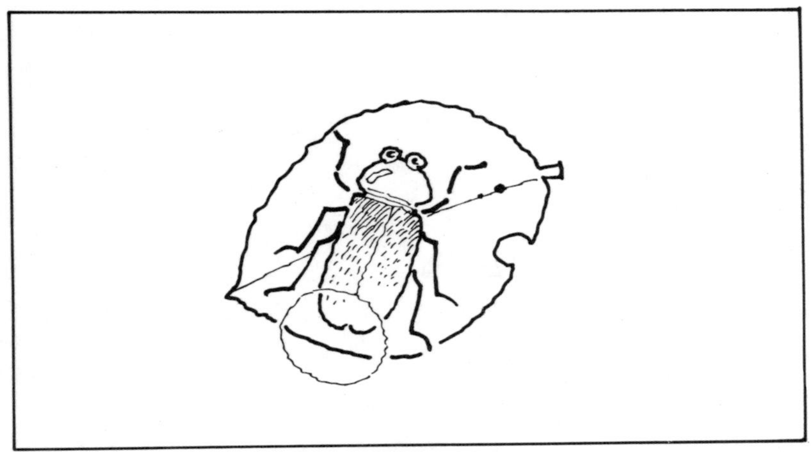

④ 얼음 베개는 어린이용을 사용하고 얼음을 잘게 부수면 기분이 좋아할 것이다.

⑤ 고열(高熱)일 경우는 턱 아래의 동맥이 뛰는 곳, 겨드랑이 아래, 발목 부분을 차게 하면 열이 빨리 내려간다. 비닐봉지를 이중으로 하여 안에 잘게 부순 얼음과 물을 넣고 수건으로 둘러싸서 대어 준다.

⑥ 하의나 잠옷을 비닐 주머니에 넣고 냉장고에서 차갑게 하는 것도 기분 좋아한다.

바른 체온 측정법

① 겨드랑이 아래나 턱 아래의 동맥이 뛰는 자리에 체온계의 끝을 바싹 붙이고, 어머니의 손으로 누른 채 수은계(水銀計)라면 5분 간 넣어둔다.

평균열보다 1℃ 이상 높을 때는 열이 나고 있다고 생각한다. 평소부터 일정한 시각을 정해서 몇 번이고 열을 재고, 체온을 확실하게 해둔다.

② 항문으로 잴 때는 항문계의 끝에 베이비 오일을 바르고 3cm

정도 넣고 2~3분 간 잰다.

③ 전자 체온계나 액정(液晶) 체온계 등, 손쉽게 잴 수 있는 것을 사용해도 좋다. 목욕 후, 식후, 운동 후는 열이 높아진다. 이 시간은 피해서 재도록 한다.

약 먹이는 방법, 사용하는 방법

① 월령(月齡)인, 아주 갓난아기에게 시럽약을 먹일 때는 스포이드를 사용하면 편리하다. 가루약은 따뜻한 물에 개어서 갓난아기의 볼 안쪽이나 윗턱에 바르고 젖을 먹게 한다.

② 열이 38.5℃ 이상일 때는 해열제로 열을 내리면 기분 좋게 잠들 수도 있고, 식욕이 나는 경우도 있다. 처음 사용하는 경우는 양을 적게 한다.

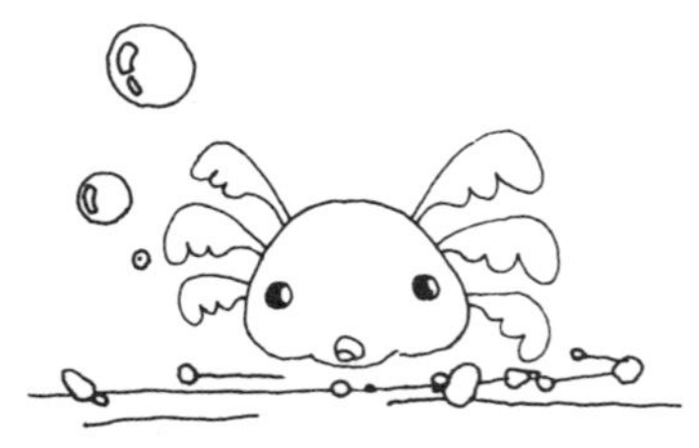

열성(熱性) 경련을 일으키는 아이는 해열제나 항(抗)경련제를 준비하고 의사에게 사용방법을 지도받는다.

●갓난아기, 어린이 감기 경련●

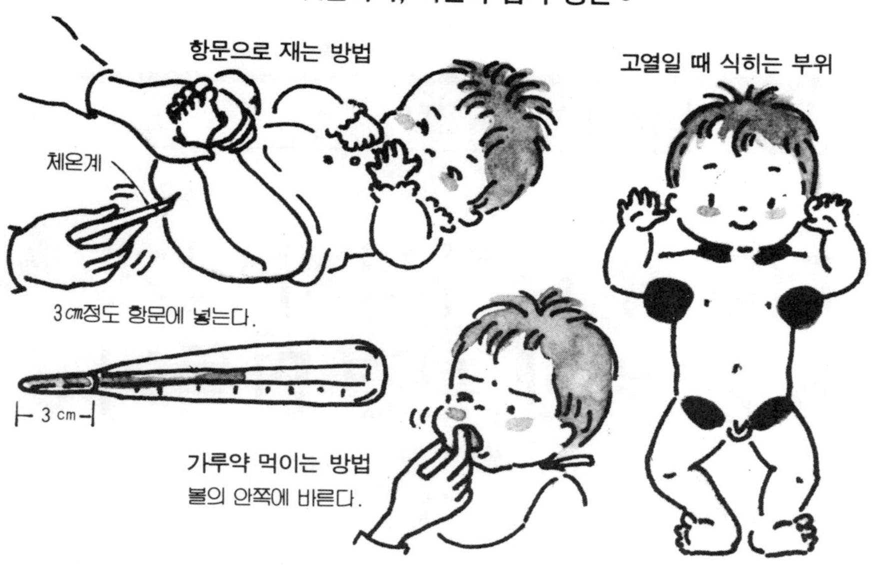

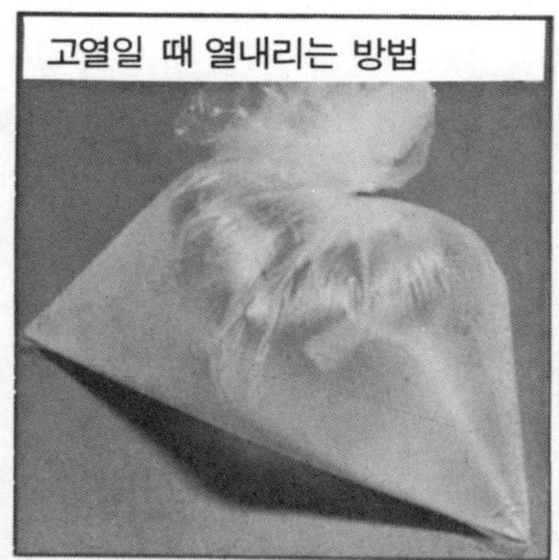

갑자기 고열이 날 때는 비닐주머니에 얼음과 물을 넣고 수건으로 감싸서 차갑게 한다.

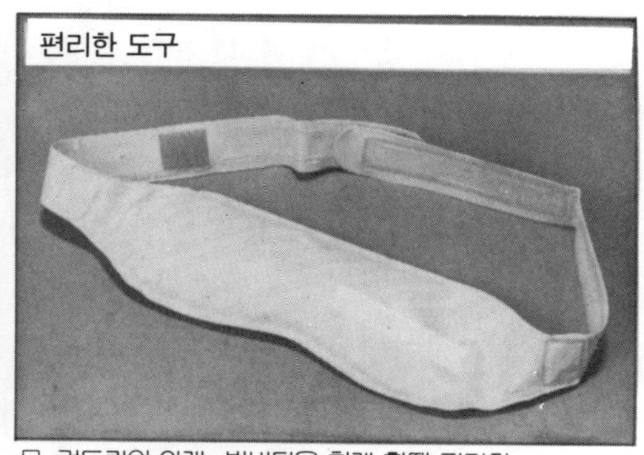

목, 겨드랑이 아래, 발바닥을 차게 할때 편리한 아이스롱 벨트

건강할때 호흡수, 맥박, 체온

	호흡수(1분간)	맥박(1분간)	체온(겨드랑이 온도, 단위 도)
신생아	40~50	120~160	36.7~37.5
젖먹이	30~40	120~140	36.8~37.3
어린이	20~30	90~120	36.6~37.3
학 생	18~20	80~90	36.1~37.5
어 른	16~18	60~70	37전후

1 악화되면 이렇게 한다

더이상 악화되지 않게 하기 위한 환경 만들기

감기는 초기에 안정, 보온, 영양을 충분히 취하면, 4~5일 사이에 치료되는 질병이다. 그렇지만 사실상 감기는 초기에 충분한 안정을 취하지 않는 경우가 많고, 감기 증상도 며칠 동안 계속되는 경우가 있다.

이것이 '감기가 악화되었다'라는 상태이다. 어떤 증상이 오래 가는가 아닌가는 그 사람의 체질이나 원인이 되고 있는 바이러스 등에 따라 다르지만, 그 어떤 경우이든지 간에 의사의 진찰을 반드시 받아 정말로 감기인지 어떤지 확인할 필요가 있다. 감기인 것이 확실하고 약을 복용하는 것 이외에 특별한 치료가 필요 없는 경우에는 다음 페이지의 표에 주어진 조건을 편안한 마음으로 읽어보자.

오래 끌기 쉬운 증상과 예상되는 질병

① 미열이 거의 없고, 몸이 나른할 때는 단순히 감기 때문에 몸의 균형을 무너뜨렸을 뿐인 경우와 결핵(結核) 등 다른 질병인 경우를 생각할 수 있다.

② 어린이의 경우, 열이 계속되기도 하고 불쾌함이 계속될 때는 중이염(中耳炎)일 수도 있다.

③ 목구멍의 통증이 계속될 때는 편도(扁桃)에 염증이 생겨 있는 경우가 있다.

④ 호흡할 때, 기침과 동시에 목에서 가르랑거리는 소리가 나는 상태가 계속될 때는 기관지염이나 기관지 천식인 경우도 있다.

⑤ 누런 코즙이 계속될 때에는 부비강염(副鼻腔炎)인 경우도 있다.

쾌적한 온도, 습도, 침구, 잠옷

① 방의 온도는 18~20℃ 정도가 쾌적하지만, 여름에 쿨러(냉각기)를 사용할 때는 밖의 기온과의 차이를 5℃ 이내로 한정시킨다. 미열이 계속될 때는 20~22℃ 정도로 하면 좋을 것이다.

② 습도는 60% 전후가 좋고, 기침이나 코막힘인 경우는 60~70%로 한다. 겨울엔 건조하기 쉽기 때문에 가습기를 사용하기도 하고 주전자에 물을 넣고 끓이기도 하며, 방 안에 젖은 수건을 걸어 놓으면 좋을 것이다.

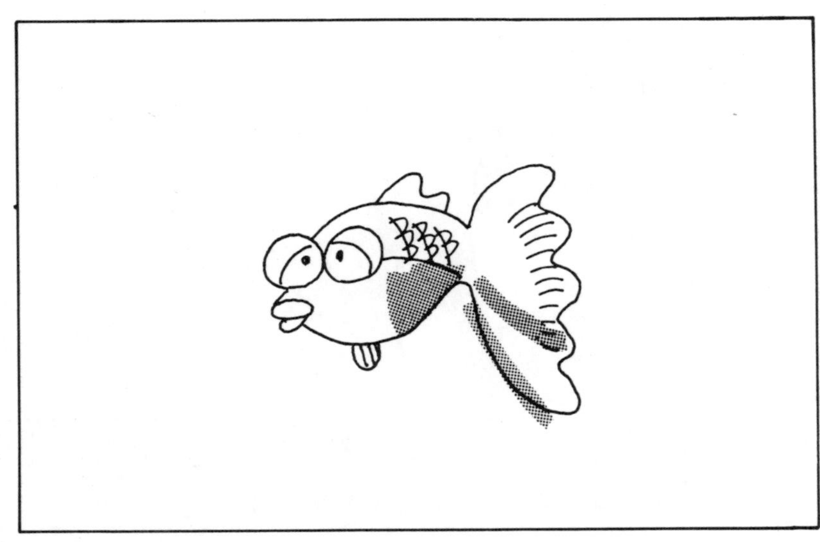

③ 방의 환기도 중요하다. 특히 환기구가 밖으로 나 있지 않는 난로를 사용하고 있을 때에는 1시간에 5분 가량은 창을 활짝 열어준다.

④ 이불은 가능한 한 매일 햇볕에 쪼인다. 미열일 때는 모포를 한장 더 늘리는 쪽이 좋을지도 모른다.

⑤ 전기 모포는 목이나 코를 건조시키기 쉬우므로 그다지 권할 만한 것은 못된다. 한겨울에 추위가 몸 속까지 스며드는 지독한 밤은 휴대용 화로를 발 끝에(다만, 발에 닿지 않도록 떨어뜨려서) 놓아둔다.

⑥ 잠옷은 흡습성이 뛰어난 순면이 좋다. 잠버릇이 나쁜 어린이는 배가 차지 않도록 주의한다.

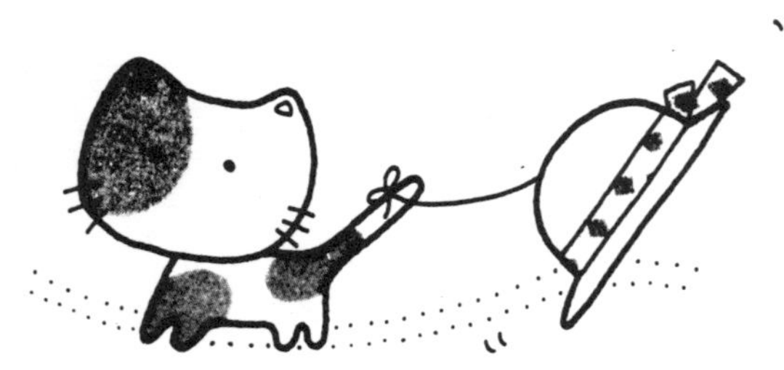

목구멍이나 코의 점막에는 건조함이 큰 적. 가습기 등을 사용하여 방의 습도를 60% 전후로.

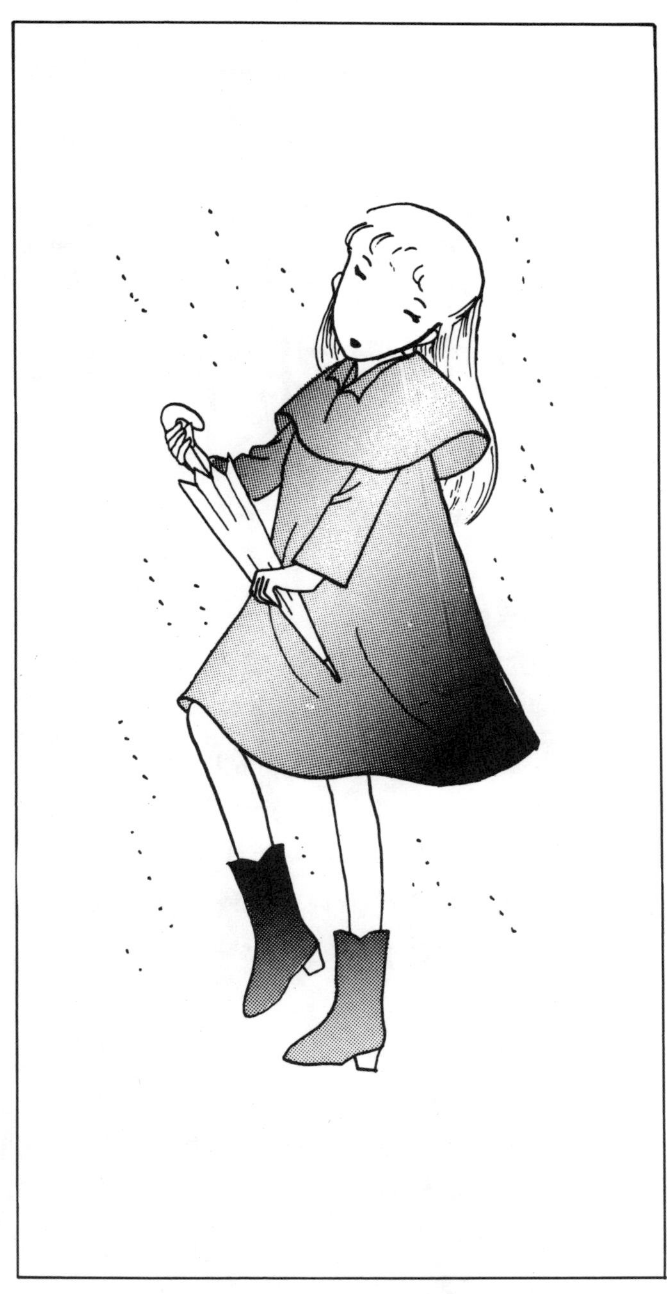

2 악화되면 이렇게 한다

이러한 증상에는 이러한 음식물이 효과가 있다

특효약이 없는 감기 치료에는 음식의 좋고 나쁨이 크게 작용한다.

목이 아플 때 적당한 음식물

① 유동식(流動食)이나 반유동식(半流動食) 이라면 목에 넘어가기 좋은 것으로 야채 수프, 포타쥬(걸찍하게 된 수프), 갈분탕(갈분에 설탕을 넣고 뜨거운 물을 부어 휘저은 식품) 등으로 한다.

② 뜨거운 것은 목구멍을 강하게 자극하므로 뜨겁게 해서 먹는 요리라도 피부에 차갑다고 느껴지면 먹는다.

③ 여름 감기로 목구멍이 아플 때는 야채 수프를 식히거나 생선 으깬 것을 넣은 젤리, 푸딩, 아이스크림 등 차가운 것이 먹기 쉽게 된다.

기침, 가래가 있을 때 적당한 음식물

① 옛날부터 살구, 머위의 새순, 까만 콩, 은행 등에는 진해거담작용(鎭咳去痰作用)이 있다고 해왔다.

② 검은콩은 삶은 콩으로 하고, 은행은 얇게 껍질을 벗겨 사라다 기름에 7~10일 정도 담궈 마른 안주, 사라다 등에 이용한다.

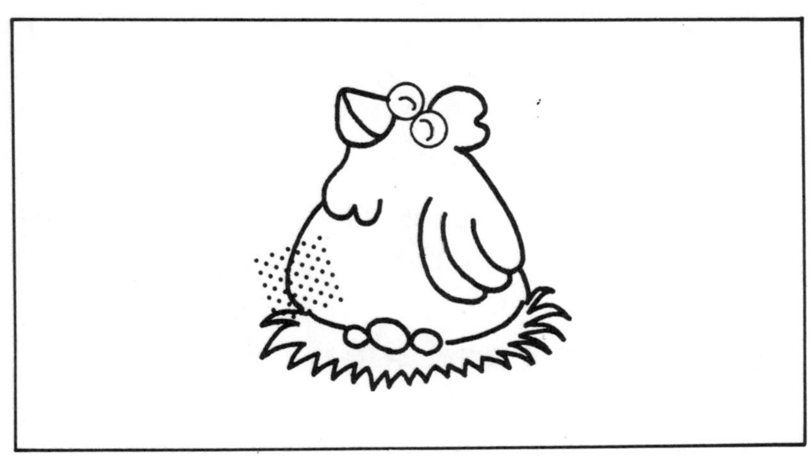

식욕부진일 때 적당한 음식물

① 매실 장아찌, 레몬, 초(酢) 등의 신맛이 식욕을 돋군다. 특히 매실 장아찌를 가늘게 체 친 것, 요구르트에 무친 과일 사라다 등이 좋다.

② 향신료, 자소(紫蘇 ; 야채의 일종) 등의 향신 야채, 고추 등의 매운 맛도 식욕을 돋굴 수 있다.

③ 한여름 감기에는 소면, 아이스크림 등 차가운 음식물이 맛있을 것이다.

설사를 할 때 적당한 음식물

① 소화 흡수가 좋은 미음, 깨끗한 온수, 갈분탕(갈분에 설탕을 넣고 뜨거운 물을 부어 휘저은 식품)이 최적이다. 깨끗한 온수는 설사의 상태에 맞추어 조절한다.

② 부식으로는 탕(湯)두부, 닭고기의 가슴살이나 흰살 생선 으깬 것 등이 적당하다.

③ 사과에는 변(便)을 굳게 하는 작용이 있다고 한다. 사과 쥬스나 사과를 강판에 갈아 먹으면 좋을 것이다.

구역질이 날 때 적당한 음식물

① 구역질이 날 때는 음식을 삼가하여 당분간 위(胃)를 쉬게 한다.

② 갓난 아이가 열과 설사를 함께 하는 경우는 수분보급이 필요하다. 야채 수프나 알칼리 음료라면 비타민, 미네랄의 보급도 된다. 작은 사기잔에 1잔 정도부터 시작하여 조금씩 양을 늘려간다.

체력회복이 늦어질 때 적당한 음식물

소화 · 흡수가 좋고, 영양의 균형이 갖추어진 식품이 필요하다. 간(肝), 계란, 감, 우유, 요구르트, 치즈 등을 갖춘 메뉴로 하면 좋다.

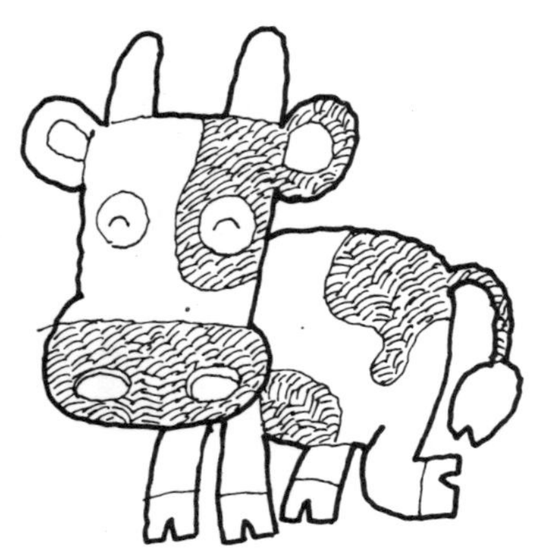

증상을 완화시키는 음식을 솔선하여 먹고, 시간을 충분히 갖고 천천히 먹는다.

●증상별 · 먹으면서 치료하는 특별요리 일람●

증 상	식 품	메 뉴	먹는법, 만드는법의 주의
목의 통증	젤라틴, 우유	갈분탕, 중탕(重湯) 죽, 야채 수프, 포타쥬, 푸딩, 아이스크림, 생선 으깬 것을 넣은 젤리	유동식이나 반유동식으로 하고, 목에 넘어가기 좋게 한다. 너무 뜨거우면 목을 통과할 수 있게. 여름에는 차갑게 한 것이 먹기 쉽다.
감기 가래	살구, 검은콩, 은행	검은콩 삶은 것, 은행 기름에 담근 것.	검은콩은 삶은 것이 효과적이므로 푹 삶는다.
식욕 부진	매실장아찌, 초(酢), 레몬, 요구르트, 차소(紫蘇), 생강, 고추, 향신료, 소면	핑크죽, 과일, 요구르트 사라다, 흰살 생선의 마리네	뜨거운 것은 더 뜨겁게, 차가운 것은 더 차갑게 먹을 수 있도록 한다. 간을 조금 세게 하는 것도 좋다.
설사	흰쌀, 두부, 흰살 생선, 닭가슴살, 무우, 사과, 바나나, 젤라틴	갈분탕 중탕(重湯) 죽, 두부탕, 닭가슴살이나 흰살 생선 으깬 것의 즙, 흰살 생선 으깬 것을 넣은 젤리, 무우 강판에 간 것, 강판에 간 사과	설사가 심할 때는 중탕(重湯)으로, 상태에 따라 삼분(三分)죽, 오분(五分)죽으로 점차 딱딱하게 굳혀 간다.
구역질	수 분	야채수프, 알칼리 음료	갓난 아기에게는 제일 처음 작은 숟가락으로 한 숟가락, 상태를 보면서 양을 늘린다.
체력의 회복이 늦어질 때	간, 계란, 우유, 요구르트, 치즈, 귤, 콩제품, 양파, 마늘, 부추, 파	굴냄비, 부추-간 볶음, 밀크 쉐이크	단백질을 충분히 섭취한다. 비타민 B_1은 피부영양 회복에 도움이 되지만 황화성분을 포함하고 있으므로 마늘, 파, 양파를 함께 섭취하면 효과가 증가

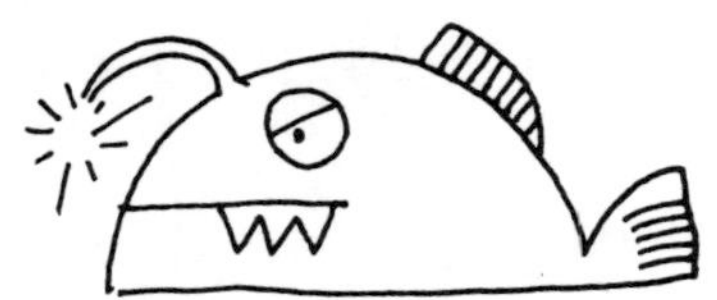

3 악화되면 이렇게 한다

실패하지 않는 중탕(重湯)죽 만드는 방법

발열, 목구멍의 통증, 식욕 저하, 설사 등이 일어나고, 평소대로의 식사를 할 수 없을 때 메뉴의 중심이 되는 것이 중탕(重湯)과 죽이다. 중탕(重湯)과 죽을 만드는 방법과 죽의 바리에이션을 기억해두면 증상에 맞는 죽을 먹을 수 있다.

중탕 만드는 방법

① 정백미 50g을 쌀겨의 냄새가 나지 않을 때까지 잘 씻어 소쿠리에 넣어 물기를 뺀다.

② 냄비에 쌀을 넣고 15~20배의 물을 넣은 다음 30분에서 1시간 동안 담가둔다.

③ 냄비를 불에 올리고 끓을 때까지는 강한 불에, 끓고 나면 뚜껑을 비껴놓고 중앙만 부글부글 끓을 정도의 약한 불로 한다.

④ 50분 동안 같은 상태로 끓인 다음, 뚜껑을 덮고 불을 끄고 5~6분 동안 뜸들인다.

⑤ 아래, 위를 휘저어 뒤섞고, 거즈로 거른 다음 200cc를 1회분으로 한다.

죽 만드는 방법

① 정백미 80g을 쌀겨 냄새가 없어질 때까지 씻어 소쿠리에 담아 물기를 뺀다.

② 냄비에 쌀을 옮기고 5배의 물을 넣고 약 30분 동안 담가 둔다.

③ 냄비를 불에 올리고 끓을 때까지는 강한 불에 끓이고, 끓으면 소금을 넣고 중앙만 부글부글 끓을 정도의 약한 불로 한다. 뚜껑은 꼭 덮는다.

④ 약 1시간 같은 상태로 끓이고, 불을 끈 다음, 5~10분 간 뜸들인다.

⑤ 3분(三分)죽, 5분(五分)죽, 7분(七分)죽도 물의 양을 다르게 할 뿐이고, 끓이는 방법은 마찬가지이다.

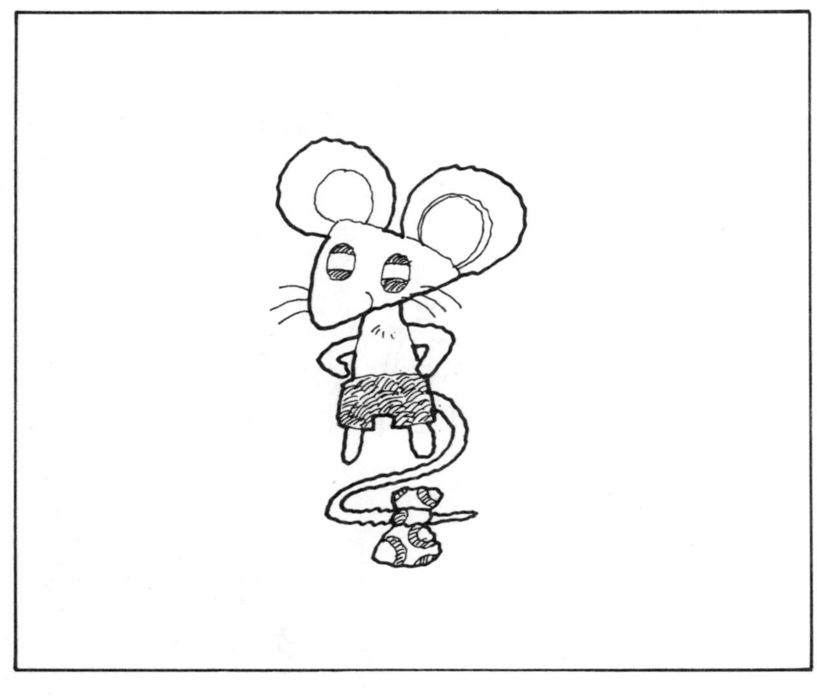

죽을 변화시켜 만드는 방법(1인분)

① 차(茶) 죽은 20g 정도의 엽차를 볶아 면주머니에 넣고 입구를 묶어 죽이 끓을 때 넣는다. 약 5분 간 넣었다 빼고 그 다음은 보통으로 다 끓인다.

② 황(黃)죽은 죽이 다 끓었을 때, 계란 노른자 1개를 풀어넣고 2~3분 간 뚜껑을 덮고 뜸들인다.

③ 청(青)죽은 시금치의 가는 체 50g을 다 끓은 죽에 섞는다.

④ 핑크죽은 매실 장아찌 2~3개를 가늘게 체치고 다 끓은 죽에 섞는다.

⑤ 호박죽은 생호박 약 80g을 얇게 썰어 소금 약간과 함께 처음부터 넣고 끓인다.

⑥ 당근죽은 당근 날 것 약 80g을 강판에 갈아 간장 약간과 함께 처음부터 넣고 끓인다.

⑦ 고구마죽은 고구마 약 80g을 1cm 각으로 잘라 소금 약간과 함께 처음부터 넣고 끓인다.

⑧ 밀기울죽은 볶은 밀기울 10g을 잘게 빻아 죽이 끓을 때 소금 조금과 함께 넣고 익힌다.

중탕(重湯)을 끓일 때는 뚜껑을 열고, 죽을 끓일 때는 뚜껑을 닫은 채로 다 끓이는 것이 포인트.

•중탕(重湯)죽 만드는 방법•

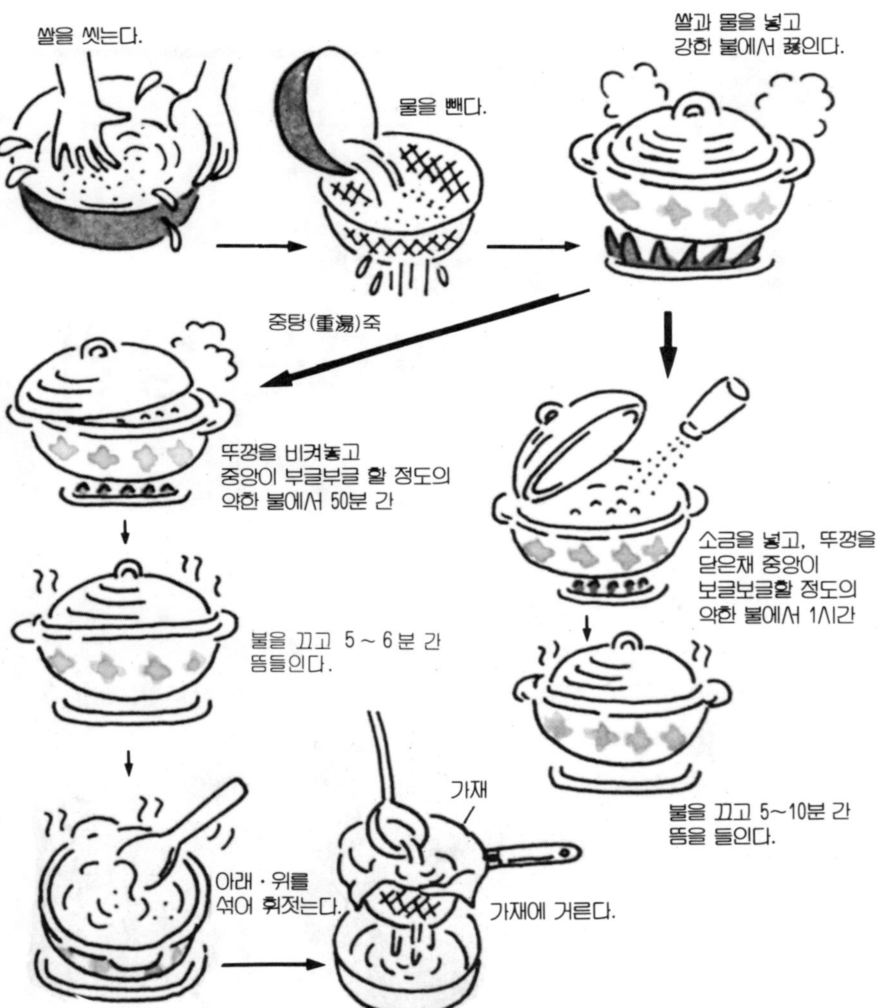

쌀을 씻는다.
물을 뺀다.
쌀과 물을 넣고
강한 불에서 끓인다.
중탕(重湯)죽
뚜껑을 비켜놓고
중앙이 부글부글 할 정도의
약한 불에서 50분 간
소금을 넣고, 뚜껑을
닫은채 중앙이
보글보글할 정도의
약한 불에서 1시간
불을 끄고 5～6분 간
뜸들인다.
가재
불을 끄고 5~10분 간
뜸을 들인다.
아래·위를
섞어 휘젓는다.
가재에 거른다.

4 악화되면 이렇게 한다

요긴한 갈분탕, 야채 수프 만드는 방법

설사를 할 때나 목이 아플 때는 물론 한기(오한)나 열이 있을 때도 갈분탕은 매우 좋은 음식이다. 목에 잘 넘어가고 소화흡수가 빠를 뿐만 아니라 몸을 따뜻하게 하는 작용도 있기 때문이다.

몸을 식히지 않은 채로 수분을 섭취하고 싶을 때는 깨끗하게 한 3%의 갈분탕, 목이 아플 때는 깨끗하게 한 5%의 갈분탕, 수분이 많을 때나 부족할 때는 7%의 갈분탕, 씹는 기분을 느끼고 싶을 때는 10% 정도의 갈분탕으로 하면 좋을 것이다. 10%가 되면 모양이 없을 정도의 딱딱한 정도가 되기 때문에 어린이 감기에 간식 등으로 적당하다.

또 열, 설사가 있는 어린이의 수분 보급이나 체력회복이 늦어질 때의 비타민, 미네랄 보급으로 권하고 싶은 것이 야채 수프이다. 여름에도 식욕이 없을 때, 차게 해서 마셔도 맛있다.

5%의 갈분탕 만드는 방법(1인분)

① 갈분 10g을 마른 행주에 싸고, 행주의 끝을 쥐어 도마에 세차게 내려치듯이 하고 잘게 체를 친다.

② 갈분을 작은 그릇에 넣고 물을 가득 붓고 갠다.

③ 작은 냄비에 물 200ml(따뜻한 물 200ml가 필요), 설탕 20g을 넣고 불에 올린다.

④ 끓었으면 불을 약하게 하고 물에 갠 칡을 넣은 다음, 나무주걱으로 칡이 투명해질 때까지 휘저어 뒤섞는다.

⑤ 아주 묽은 갈분탕이 필요할 때는 갈분을 적게 하고, 뭉친 갈분탕(된 갈분탕)이 필요할 때는 갈분을 많이 넣어준다.

⑥ 단백질을 보급하고 싶을 때는 불을 끄기 직전에 계란 노른자 1개를 풀어 넣는다.

⑦ 비타민C를 보급하고 싶을 때는 불을 끄기 직전에 가루차를 작은 수저로 하나 가득 넣어 섞는다.

야채 수프 만드는 방법

① 말린 표고버섯 2~3개를 씻어 3~4시간 물에 담궈둔다.

② 다시마 5cm 정도를 꽉 짠 젖은 행주로 닦아 오물(먼지)을 털어내고, 표고버섯 담근 물에 넣어 20분 정도 둔다.

③ 당근, 감자, 양배추, 큰 무 등을 얇게 자른다.

④ 냄비에 물을 채우고, 표고버섯과 다시마 담근 물, 야채를 넣고 강한 불에 올린다.

⑤ 끓었으면 다시마를 꺼내고 뚜껑을 비껴놓은 후에 중앙이 부글부글 끓을 정도의 약한 불로 하여 1시간 정도 끓인다.

⑥ 거즈로 깨끗하게 거른다.

⑦ 야채 수프는 물이나 야채의 양, 야채의 종류에 구애받지 말고 자유롭게 만들어도 상관없다.

목이 아플 때는 갈분 10g, 설탕 20g, 따뜻한 물 200ml인 5%의 갈분탕이 알맞다.

●야채 수프 만드는 방법●

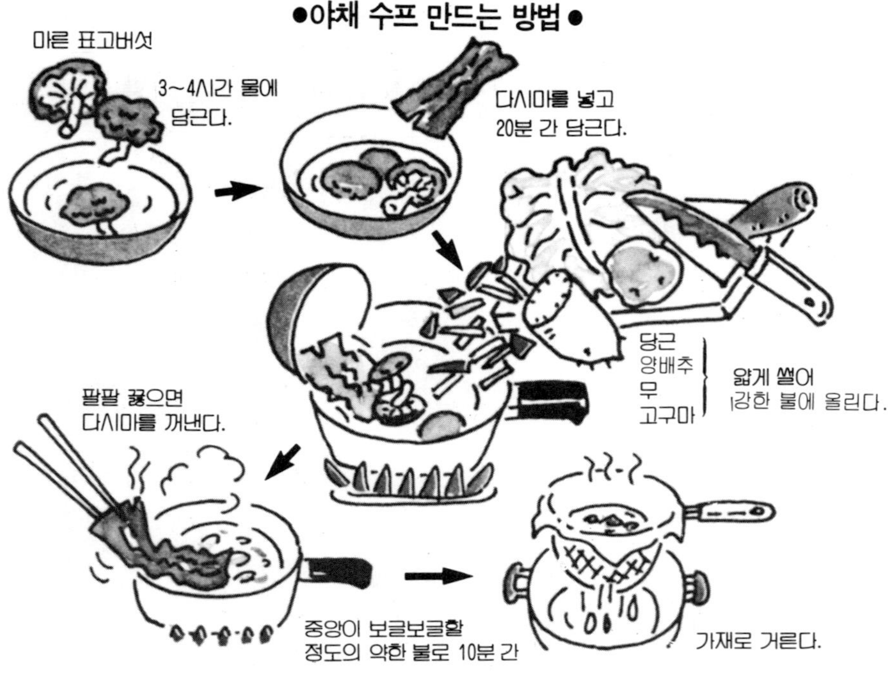

●5%인 갈분탕 만드는 방법●

갈분 10g
행주에 싸서
도마에 세차게
내려치듯이 가늘게
체친다.
물을 가뜩
붓고 갈분을
푼다.
불을 약하게 하여
나무 주걱으로 휘저어
섞는다.
물 200㎖ 강(強), 설탕 20g을
불에 올린다.
끓으면
칡을 넣는다.
선명하게 되면
완성

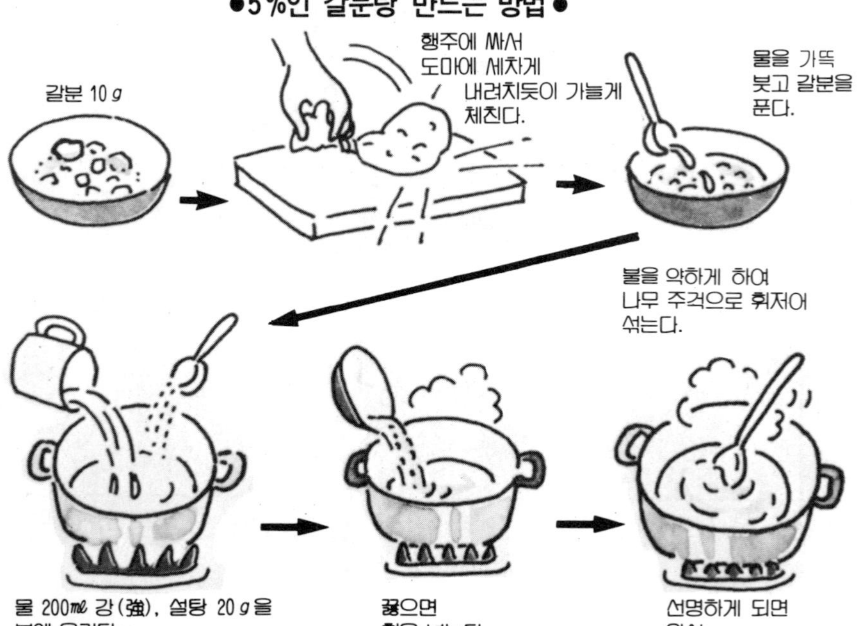

1 면역성은 이렇게 만든다

바이러스를 물가에서 되돌리다

감기는 대부분 바이러스의 감염(感染)에 의해 일어난다. 더구나 바이러스 자체도 몇 종류가 있고, 각각 몇 가지의 모양을 가지고 있기 때문에 결과적으로 몇 백 종류와 모양을 가진 바이러스가 우리들의 몸을 둘러싸고 있다는 계산이 된다. 따라서 감기 예방도 한 가지방법만이 아니라 여러 가지 방법을 구사하여 3단계 준비, 4단계 준비로 바이러스를 퇴치할 필요가 있다.

감기에 걸린 사람의 코나 목의 점막에는 바이러스가 대량으로 증식한다. 이 바이러스는 재채기나 기침을 할 때에 비말(飛沫)이 되어 공중에 흩날리고, 장시간 공중에 떠다닌다. 감기에 감염되는 것은 바이러스를 포함하고 있는 이 공기를 마시기 때문이다.

또한 바이러스는 콧물, 타액(침), 눈물 등에 많이 포함되어 있고, 코, 입, 눈 등을 건드리면 손에 바이러스가 부착된다. 이 손으로 무엇을 건드리면 그 건드린 것에도 바이러스가 부착된다. 모르고 닿았더라도 당연히 그 사람의 손에도 바이러스가 부착되고, 손에서부터 입으로 들어간다. 특히 어린이의 경우는 손에서 입으로,라는 과정으로 감기에 걸리는 경우가 많은 것 같다.

감기를 막는 방법은 바이러스를 물가에서 되돌리는 것이다. 그것은 우선 손을 깨끗하게 씻는 것과 양치질을 하는 것이다. 특히 사람이 많이 모인 곳에서부터 돌아왔을 때는 이 두 가지를 잊지 말도록 한다. 입은 바이러스 그 자체는 통과하지만, 감기에 걸린 사람이 바이러스를 흩뿌릴 위험을 줄이기도 하고, 또 차가운 바람이나 먼지가 직접 목이나 코에 들어가는 것을 막아 목이나 코를 보호하는 효과가 있다.

바이러스를 내쫓는 손씻음

① 반드시 흐르는 물로 씻는다.

② 비누를 사용하고, 특히 손 끝을 주의하여 씻으며 잘 헹군다. 비누는 보통 것이라도 상관없다.

③ 수건은 청결한 것을 사용하고, 물기를 잘 닦는다.

효과적인 양치질 방법

① 물(냉수)이나 미지근한 물만으로도 좋지만, 컵 안에 소금을 한 웅큼 넣거나 치약을 사용하면 한층 더 효과적이다. 치약은 바이러스를 죽일 수는 없는 것이지만 살균 효과는 있다. 또한 소염작용(消炎作用)이 있는 치약도 있다. 목이 꺼칠꺼칠하거나 따끔따금한 증상이 있을 때는 소염효과가 있는 것을 사용하면 좋을 것이다.

② 소금을 넣어 목이 아플 때는 설탕을 한 웅큼 넣어준다.

③ 목구멍 속까지 헹구듯이 하고, 목구멍에 염증이 있는 경우는 양치질 시간을 길게 한다.

바이러스는 손에서 입을 통해 침입하기 쉽다. 손을 깨끗이 씻도록 주의한다.

●바이러스를 퇴치하는 방법●

마스크를 한다

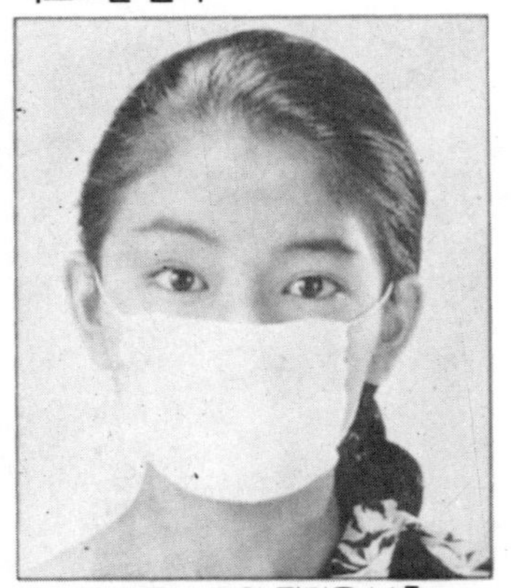

마스크로 코나 목의 점막을 보호

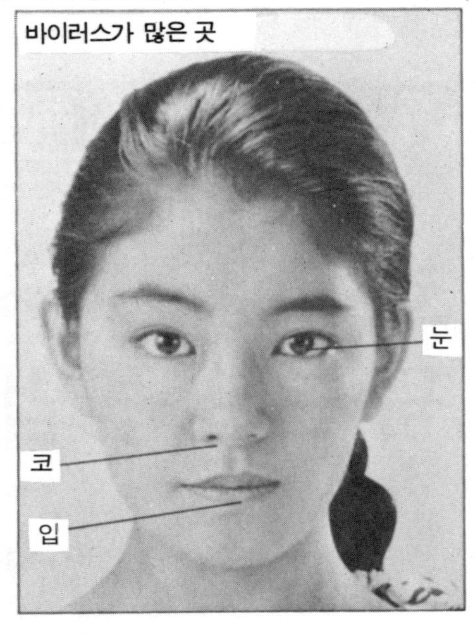

손을 잘 씻는다

특히 손 끝은 주의깊게 씻는다.

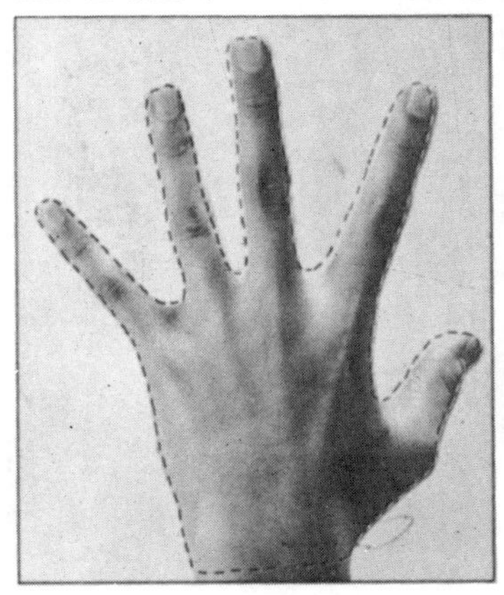

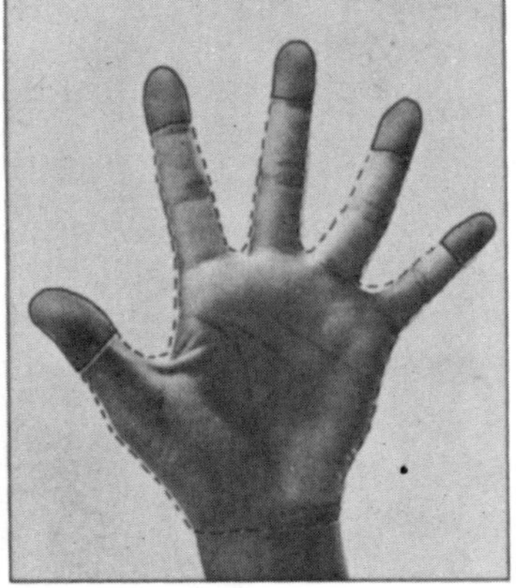

체질에 맞는 몸 단련 방법

우리나라 사람은 평균 1년에 5~6회 감기에 걸린다고 한다. 그러나 1년 내내 감기로 고생하고 있는 사람도 있는데, 그 증상이 나타나지 않는 사람이 있는 것도 사실이다. 이 차이는 바이러스가 체내에 침입해 왔을 때, 바이러스의 증식을 억제할 수 있는 저항력(抵抗力)이 있는가 어떤가 하는 차이에 따른다.

그러면 어떻게 하면 감기 바이러스에 대한 저항력이 생길까하는 것이 문제인데, 체질이 약한 사람이 갑자기 고된 단련방법을 실시하면 도리어 몸의 조화를 무너뜨려 감기에 걸리고 만다. 몸의 조화에 맞추어 무리하지 않는 방법을 선택해야만 한다.

여기서 소개할 건포마찰(乾布摩擦), 냉수마찰(冷水摩擦)은 난방이 아닌 방에서 하도록 한다. 갓난아기라면 아침에 잠옷을 벗길 때 그 잠옷으로 문지르는 것만으로도 효과가 있다.

건포마찰(乾布摩擦), 냉수마찰(冷水摩擦)하는 방법

① 건포마찰은 마른 수건으로, 냉수마찰은 물에 적셔 꽉 짠 수건으로 문지른다. 어느 쪽이든 각 부위를 20~30회씩 문질러 준다.

② 수건을 잡기 쉬운 크기로 잘라 반대편 팔의 안쪽을 겨드랑이

아래에서부터 손 끝을 향해 문지른다.

③ 팔의 바깥쪽을 손 끝부터 어깨에 걸쳐 문지른다.

④ 또 다른 한쪽 팔의 안쪽을 같은 방법으로 문지른다.

⑤ 팔의 바깥쪽도 문지른다.

⑥ 한쪽 다리의 바깥쪽을 문지른다.

⑦ 다리 안쪽을 문지른다.

⑧ 또다른 다리 한쪽의 바깥을 문지른다.

⑨ 다리 안쪽을 문지른다.

⑩ 배꼽 주위를 시계바늘과 같은 방향으로 문지른다.

⑪ 수건의 양끝을 접고, 목 바로 아래부터 허리까지 비스듬하게 문지른다.

⑫ 위의 손과 아래의 손을 교대하여 같은 요령으로 어깨죽지부터 허리까지 문지른다.

⑬ 허리에서 엉덩이를 향해 타올을 수평으로 움직이면서 문지른다.

온냉 교대 목욕하는 방법

① 욕조에서 충분히 뜨겁게 한 후, 냉수 샤워를 1분 정도 하고, 3~4분 간 욕조에 몸을 담근다. 이것을 4~5회 반복한다.

② 냉수 샤워는 갑자기 시작하지 말고, 며칠 간은 미지근한 물로 샤워를 하거나 무릎부터 발까지, 팔꿈치부터 손 끝까지, 얼굴, 전신(全身)의 순서로 하면 좋을 것이다.

③ 전신에 냉수를 끼얹을 수 있게 되면 하반신에 좀 시간을 들여 끼얹는다.

건포마찰이나 냉수마찰은 자신의 체질에 맞는 것으로 할 것. 무리는 하지 말도록.

●피부 단련 방법●

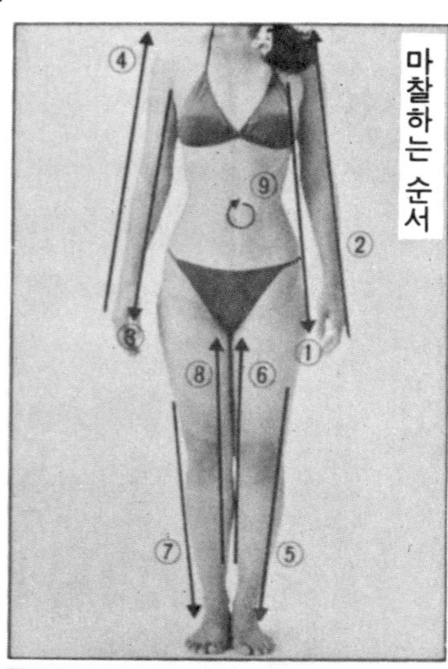
마찰하는 순서

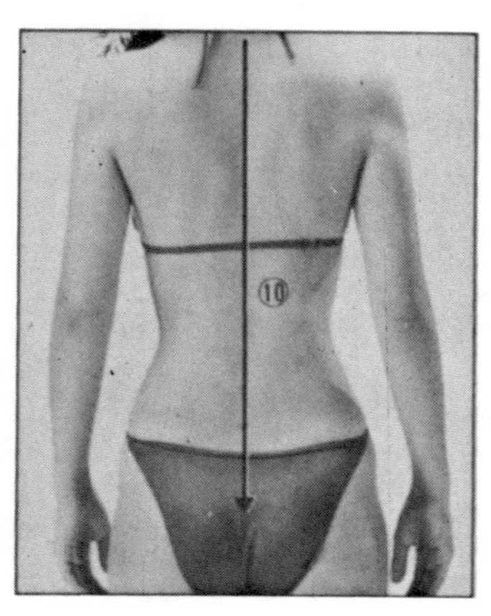

① 한쪽 팔의 안쪽 ② 같은 팔의 바깥쪽 ③ 또 다른 쪽 팔의 안쪽 ④ 두 팔의 바깥쪽 ⑤ 한쪽 다리의 바깥쪽 ⑥ 같은쪽 다리의 안쪽 ⑦ 또 다른쪽 다리의 바깥쪽 ⑧ 두 다리의 안쪽 ⑨ 배꼽 주위 ⑩ 등에서 허리

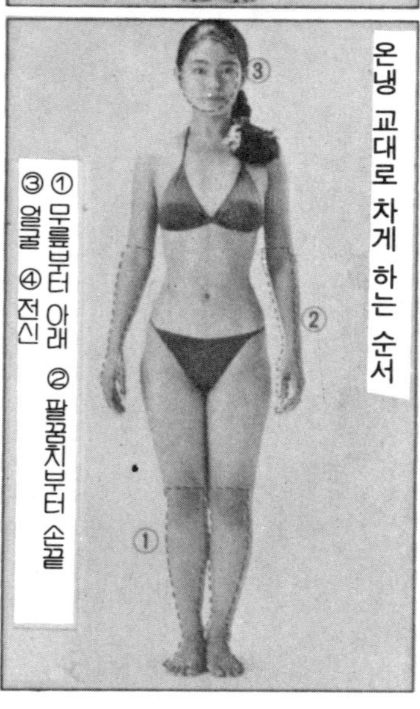
온냉 교대로 차게 하는 순서

① 무릎부터 아래 ② 팔꿈치부터 손끝 ③ 얼굴 ④ 전신

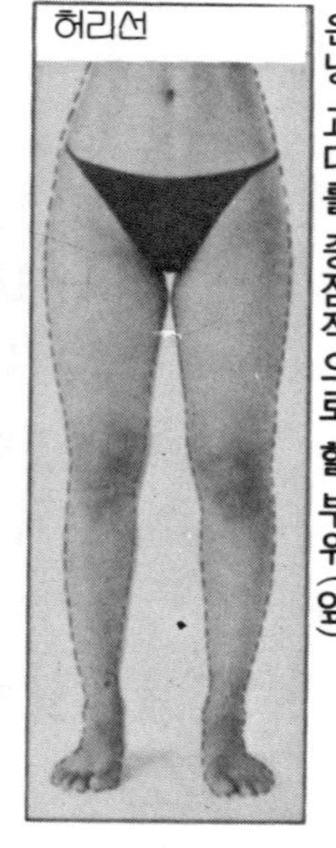

온냉 교대를 중점적으로 할 부위(앞)

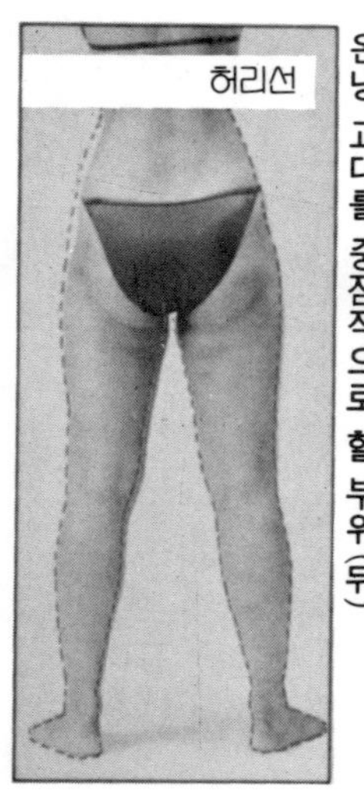

온냉 교대를 중점적으로 할 부위(뒤)

저항력을 만드는 비타민

비타민은 단백질이나 당질, 지방질 등이 부드럽게 이용되도록 돕는, 말하자면 체내의 윤활유(潤滑油)이다. 많은 종류의 이 비타민에는 감기 예방에 효과가 있는 것이 몇 개 있다.

그 첫째가 비타민A다. 비타민A는 피부나 점막의 상피세포(上皮細胞)가 정상적으로 활동하기 위해 필요한 비타민으로서, 부족하면 점막(粘膜)을 보호하고 있는 점막의 분비가 나빠지고, 저항력이 없어진다. 즉, 바이러스도 감염하기 쉽게 되는 것이다.

또한 비타민C는 세포와 세포를 연결하는 결합조직(結合組織)에 사용되고 있는 비타민으로서 부족하면 결합조직이 약해지고, 역시 피부나 점막의 저항력이 약해진다.

이외에 피부나 점막의 건강유지를 위해 소홀히 할 수 없는 비티민 B_2, 비타민B_6, 나이아신, 세포의 산화(酸化)를 방지하는 비타민E도 부족하면 저항력이 약해진다.

이상의 비타민은 어느 것이든 소요량(필요량)보다 많이 섭취하도록 노력하자.

감기를 방지하는 비타민의 효과적인 섭취 방법

① 비타민A는 간(肝), 난황 등에 포함되어 있고, 당근이나 시금치 등의 녹황색 야채에 카로틴의 형(形)으로 포함되어 있다. 카로틴은 지방질과 함께 먹으면 흡수율이 높아지므로 녹황색 야채는 지방질과 보조를 맞추어 섭취한다. 다만, 비타민A는 너무 많이 섭취하면 과잉증(過剰症)이 되는 경우도 있으므로 영양제로 섭취할 때는 주의하여야 한다.

② 비타민B_2, 비타민B_6, 나이아신은 모두 물에 녹기 쉬운 비타민이다. 여분이 있을 때는 소변 중에 녹아나와 배출되므로 과잉증이 될 걱정은 없지만, 음식물로 섭취할 때는 생선 · 야채 등을 끓인 국물 등도 함께 이용할 연구를 해 본다. 영양제로 섭취할 때는 단독으로 섭취하는 것보다 함께 섭취하는 쪽이 효과적이므로 비타민 B군의 복합체가 좋을 것이다.

③ 비타민C는 물에 녹기 쉽고, 가열(加熱)에도 약한 비타민이다. 식품으로 섭취할 때는 생선이나 야채를 끓인 물을 이용하기도 하고, 가열시간이 적은 요리가 적합하다. 비타민E는 비타민C의 산화를 방지하므로 비타민E와 함께 섭취하면 효과적이다. 영양제로 섭취할 때는 비타민E와 함께 먹으면 좋을 것이다.

④ 비타민E(토코페롤)에는 α, β, γ, s 등의 형이 있다. 그러나 가장 효과가 높은 α형을 많이 포함한 식품을 선택한다. 영양제에는 천연인 것(배아유 : 胚芽油)와 합성한 것이 있고, 천연인 것 쪽이 흡수 · 이용율이 높다고 하는데, 천연인 것은 가격이 비싼 장단점이 있다. 합성인 것이라면 조금씩 여러번 먹는 것이 좋을 것이다.

비타민A · B · C · E가 필요. 식사로 듬뿍 섭취하는 것 외에 영양제의 이용도.

● 효율이 좋은 비타민의 섭취 방법 ●

	소 요 량	이상적 섭취량	영양제로 섭취할때의 주의사항	많이 들어 있는 식품	식품으로 섭취 때의 주의사항
비타민 A	男2000I.U. 女1800I.U.	3600~4000I.U.	극단적으로 너무 많이 섭취하면 과잉증이 되는 것도 있다.	간, 뱀장어 내장, 파셀리 뱀장어, 마아가린, 홍당무, 버터, 난황, 쑥갓, 부추, 작은 솔잎	지방질과 함께 섭취하면 효과적. 특히 녹황 야채에는 지방질이 필요.
비타민 B_2	男1.0~1.3mg 女0.8~1.1mg	3 mg	B군의 복합체로서 섭취하면 효과적	강화미, 해초, 간, 표고버섯, 마른미역, 소맥배아	끓인 즙도 이용하면 효과적
나이아민	男12~17mg 女10~13mg	30mg		가다랭이, 땅콩, 간, 닭가슴살, 명란젓, 다랑어, 고등어, 정어리, 연어	
비타민 B_6	3 ~ 4 mg	5 mg		정어리, 연어, 넙치, 고등어, 간, 호두, 땅콩, 바나나, 파셀리	
비타민 C	50mg	200mg	함께 섭취하면 효과적	파셀리, 피망, 연근, 양배추, 딸기, 무청, 작은 솔잎, 꽃양배추, 네이블(귤의 변종의 하나) 오렌지, 청대완두	조리 시간을 짧게하고, 끓인 즙도 이용한다.
비타민 E	12~15 I.U.	20~30 I.U.		형이 많은 식품, 참기름, 옥수수 기름, 뱀장어, 마가린, 요리용 돼지기름, 명란알, 면실유, 다랑어, 가다랭이, 콩기름, 소맥, 꽁치.	조리 시간을 짧게 한다.

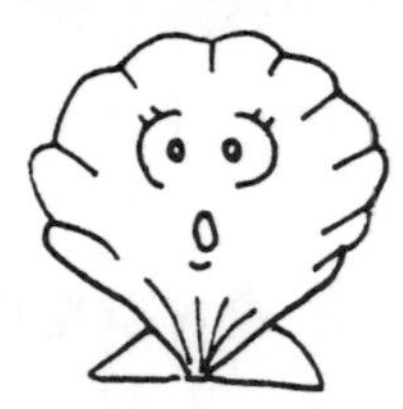

4 면역성은 이렇게 만든다

체조로 기초체력을 다진다

평소부터 몸을 움직이고 기초체력을 다져두는 일도 바이러스에 대한 저항력을 높이는 것에 크게 도움이 된다. 몸을 움직이면 혈액순환이 빨라지므로 감기에 의한 두통, 어깨 결림, 관절통의 예방과 치료에도 유효하다. 이제부터 소개하는 모든 체조도 8회를 1세트로 하여 매일 1~2세트 한다.

다리 허리와 내장을 강화하는 '힌즈스크왓트'

① 양다리를 20cm 정도 벌리고 서서 눈을 감고 의식을 다리와 허리에 집중시킨다. 숨을 충분히 내쉬어 둔다.

② 발뒤꿈치를 마루에 붙인 채로 팔을 앞으로 올리면서 천천히 허리를 굽힌다.

③ 팔은 어깨와 평행이 될 정도까지 올리고, 엉덩이를 마루에서 10cm 정도까지 내린다. 이때 발가락 끝이 올라갈 만큼 중심을 발뒤꿈치에 싣는다. 숨은 완전히 들이마신다.

등 근육과 호흡기를 강화하는 '흉확(胸擴)'

① 전신의 힘을 빼고, 가슴 앞에 무엇을 든 것처럼 팔을 수평으로

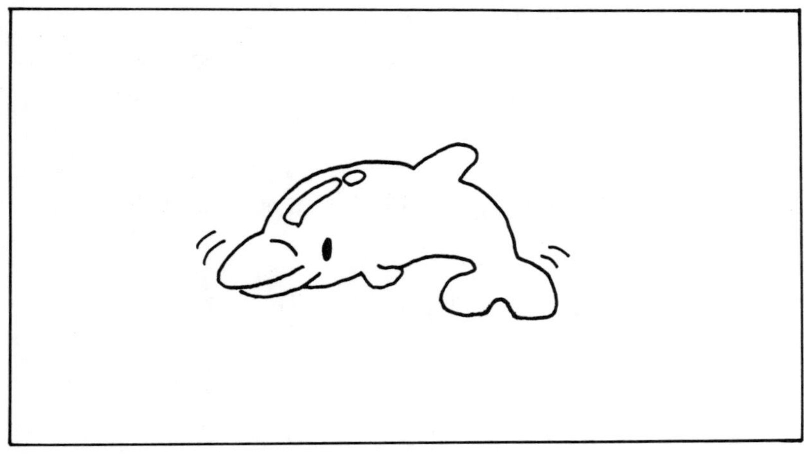

한 다음 숨을 들이마시면서 눈을 감고, 의식을 등 근육에 집중시킨다.

② 숨을 내쉬면서 등 근육을 잡아당기듯이 양팔을 힘껏 벌린다.

③ 숨을 들이마시면서 등근육의 힘을 빼고 원래의 자세로 되돌아간다.

갈비뼈 사이의 근육을 단련하고
폐의 기능을 높이는 '합장(合掌)'

① 편하게 서서 가슴의 앞에 양손가락 끝을 가볍게 모으고 숨을 들이마시면서 눈을 감는다.

② 숨을 내쉬면서 손바닥에 힘을 넣고, 손바닥이 합쳐진 곳에 의식을 집중시킨다.

두통, 어깨 결림의 예방에 도움이 되는 '팔 위로'

① 다리를 어깨폭 정도로 벌리고 서서 얼굴을 아래를 향하고 양손을 가볍게 아랫배 앞에서 교차시킨다. 숨을 들이마시면서 눈을 감는다.

② 숨을 내쉬면서 양팔을 천천히 벌린다.

③ 손바닥을 돌려 새끼손가락이 치켜올려지도록 하고 팔을 가능한 만큼 높이 올린다. 숨은 완전히 내쉰다.

아랫배의 근육을 강화하고, 위장을 튼튼하게 하는 '렉크 레이스'

① 무릎을 세우고 위를 향해 보게 하여 다리를 조금 올리고, 숨을 들이마시면서 눈을 감는다.

② 숨을 내쉬면서 다리를 올린다.

③ 다시 숨을 내쉬면서 배꼽을 보듯이 머리를 들고, 무릎팍을 가슴으로 끌어당긴다.

관절통의 예방이 되는 '발목 늘려 펴기'

① 무릎을 팽팽하게 펴고 앉아 발목을 잡는다. 숨을 들이마시면서 눈을 감고 의식을 발목에 집중시킨다.

② 정좌(正座)로 앉아 손바닥을 마루에 붙이고 숨을 내쉬면서 상체를 뒤로 넘어뜨리고, 발목을 팽팽하게 한다.

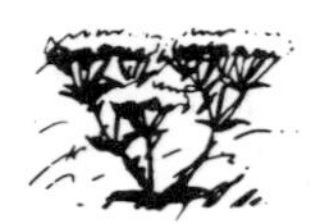

기초체력을 기르려면 체조가 제일. 시간이 없는 사람은 자기의 약점 강화가 되는 체조를.

●〈1〉기초체력을 기르는 체조●

다리 · 허리와 내장을 강화하는 「힌즈스크 왓트」

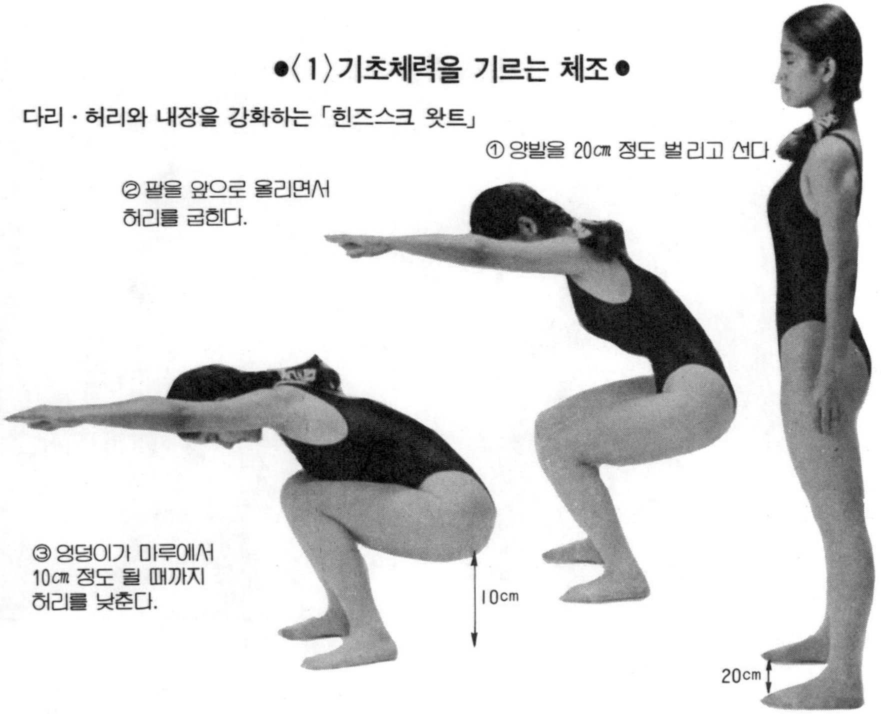

① 양발을 20㎝ 정도 벌리고 선다.

② 팔을 앞으로 올리면서
허리를 굽힌다.

③ 엉덩이가 마루에서
10㎝ 정도 될 때까지
허리를 낮춘다.

10cm

20cm

등근육과 호흡기를 강화하는 '흉확(胸擴)'

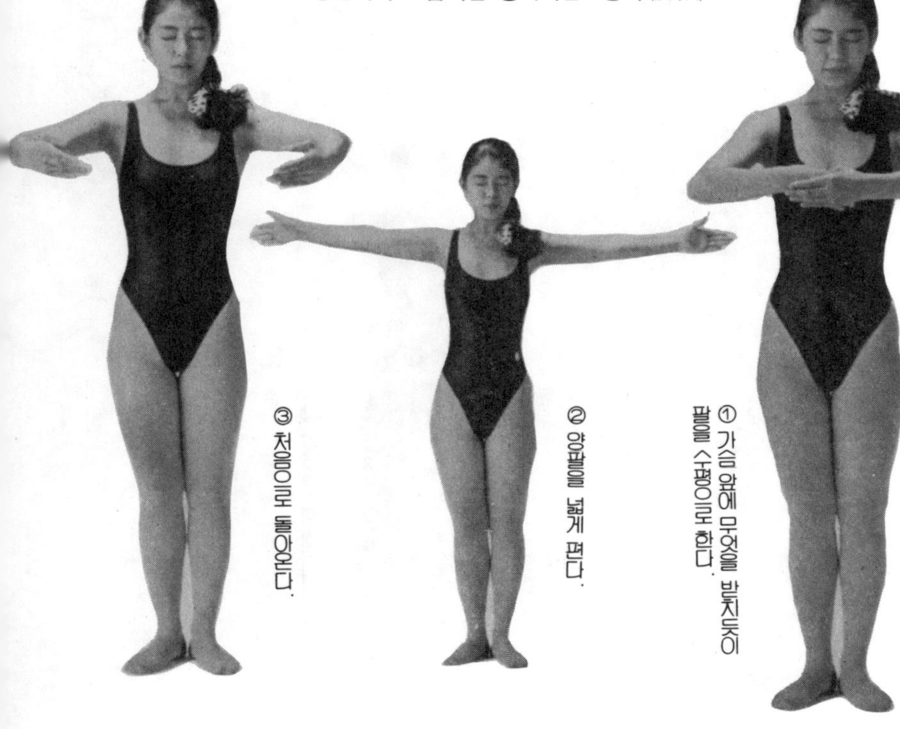

① 가슴 앞에 무엇을 받치듯이
팔을 수평으로 한다.

② 양팔을 넓게 편다.

③ 처음으로 돌아온다.

●〈2〉기초체력을 기르는 체조●

늑골 사이의 근육을 단련하고 폐의 기능을 높이는 합장(合掌)

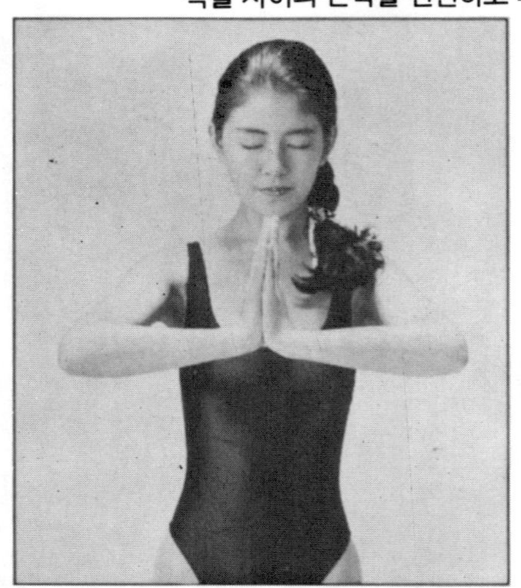

② 힘을 주어 손바닥을 마주한다.

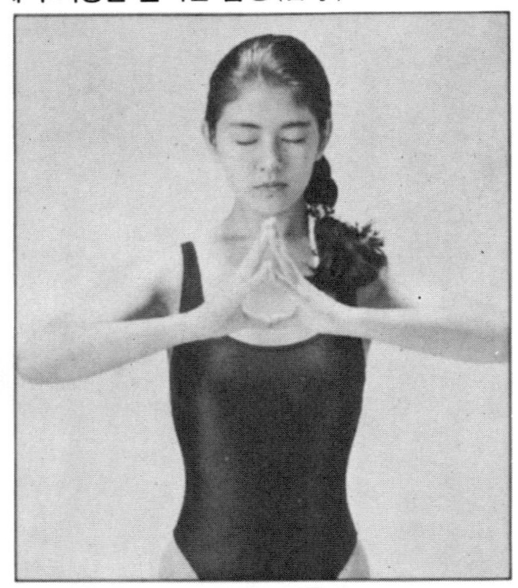

① 가슴 앞에 양손가락을 맞춘다.

두통 · 어깨 결림 예방에 도움이 되는 '팔 올리기'

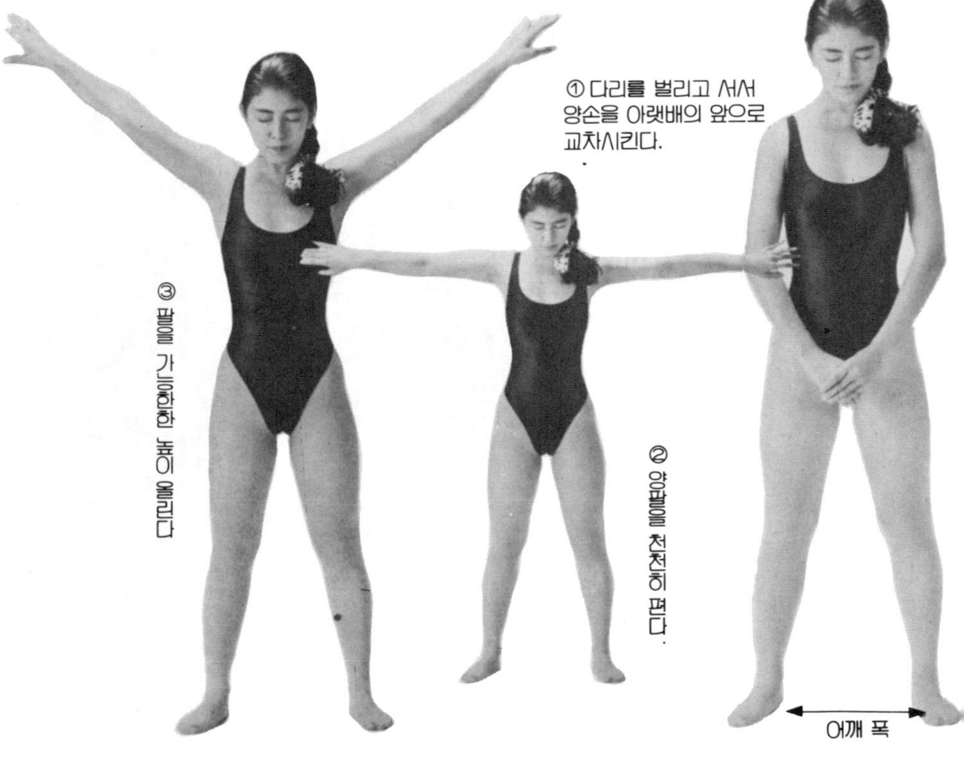

① 다리를 벌리고 서서
양손을 아랫배의 앞으로
교차시킨다.

② 양팔을 천천히 편다.

③ 팔을 가능한한 높이 올린다

어깨 폭

●〈3〉기초체력을 기르는 체조●

아랫배 근육을 강화하고 위장을 튼튼히 하는 렉크레이즈'

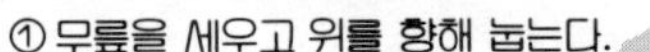

① 무릎을 세우고 위를 향해 눕는다.

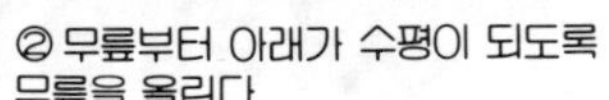

② 무릎부터 아래가 수평이 되도록 무릎을 올린다.

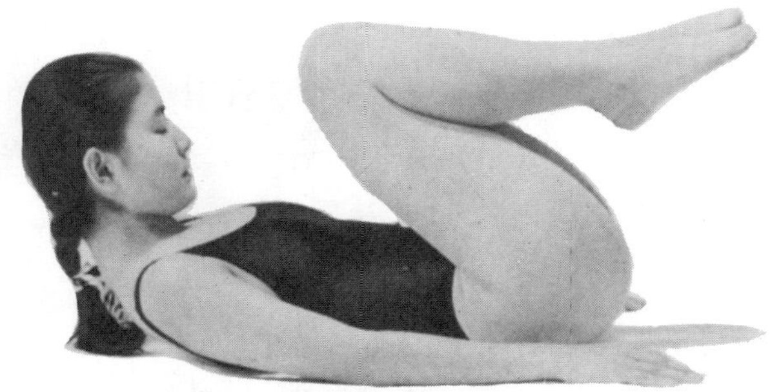

③ 무릎팍을 가슴으로 끌어당긴다.

관절통을 예방하는 '발목 늘려 펴기'

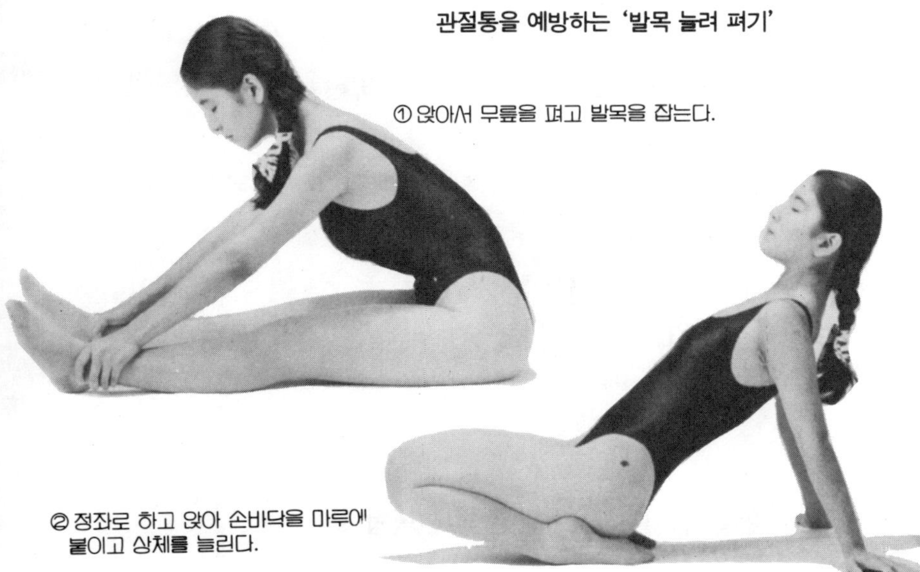

① 앉아서 무릎을 펴고 발목을 잡는다.

② 정좌로 하고 앉아 손바닥을 마루에 붙이고 상체를 늘린다.

시판약의 바른 선택법

확실히 말해서 감기에는 특효약이 없다. 어떤 약이든 모두 대증요법(對症療法)의 약이기 때문에 증상에 맞추어 선택하는 것이다. 약은 백탕(白湯)으로 먹는 것이 원칙이지만, 졸음을 유도하는 것은 커피나 홍차에 타 먹으면 상쾌하다.

재채기, 코즙, 코막힘 약 선택법

① 먹는 약은 대부분 말레인산 크로르훼니라민 등의 항히스타민제, 염산나프아졸린 등의 혈관수축제(血管收縮劑), 염산훼니르프로파놀아민 등의 항알레르기제가 주성분이다. 항히스타민제에는 잠을 유도하는 작용이 있으므로 자동차를 운전하는 사람은 복용하지 않는다.

② 캡슐은 약효가 서서히 작용하고 효과가 지속되므로 1일 2회 복용으로 충분하다. 바쁜 사람에게 적합하다.

③ 점비약(点鼻薬 ; 바르는 약)의 대부분에도 혈관 수축제와 항히스타민제가 들어 있지만, 먹는 약과 달리 잠이 올 걱정은 없다. 그러나 장기간 연용(連用)하면 효과가 떨어진다. 연속 사용은 2~3일이 한도이다.

발열, 두통, 관절통에 잘 듣는 약 선택법

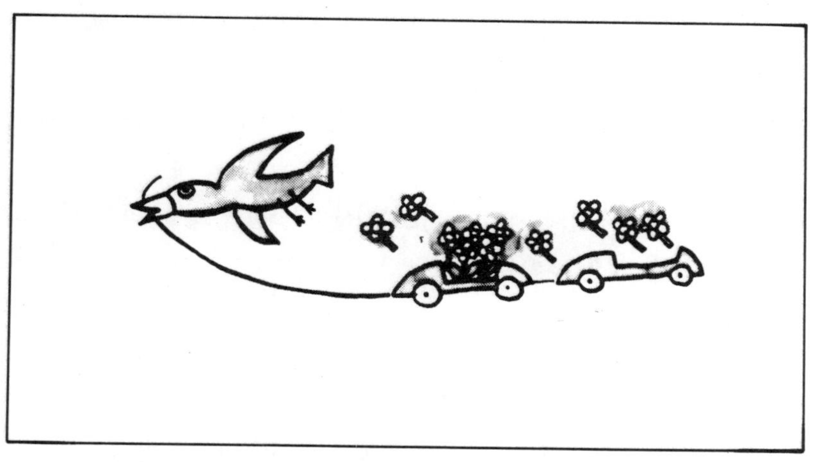

① 해열진통제를 사용한다. 이부푸로휀은 소염, 진통에 잘 듣고, 위장장해 등의 부작용도 거의 없다고 한다. 두통이나 관절통이 심할 때 적합한 약이다.

② 아스피린도 소염, 진통에 잘 듣지만, 사람에 따라서는 위(胃)를 나쁘게 하는 경우도 있다. 위가 약한 사람은 제산제를 배합하기도 하고 아스피린알미늄 등 자면서 흡수되도록 연구한 약을 복용한다.

③ 어린이가 바이러스에 감염되면, 라이 증후군이라는 사망율이 높은 질병에 걸리는 경우가 있고, 이 병엔 아스피린이 좋지 않은 점도 있다고 한다. 감기에서 라이 증후군이 일어나는 경우는 거의 없지만, 경계를 위해 어린이에게는 아스피린 이외의 약을 선택하도록 한다.

④ 피린계는 심한 두통에 확실한 효능이 있지만, 체질적으로 알레르기 반응를 일으키기 쉬운 사람도 있다. 알레르기의 걱정이 없는 사람에게만 사용한다.

기침, 가래, 목의 통증약 고르는 방법

① 대부분의 약에 기관지 확장제(氣管支擴張劑), 중추성 진해제

(中樞性鎭咳劑), 거담제, 항히스타민제, 소염제(消炎劑)가 배합되어 있다.

② 트로우시(사탕과 약을 섞어서 만든 알약)의 안에는 생약제도 있다.

③ 기침이 밤중이나 새벽에 나오는 사람은 밤에 먹는 약은 잠자리에 들기 전에 먹으면 좋을 것이다.

종합감창약(感昌藥)의 선택 방법

① 여러 가지 증상을 완화하는 성분이 들어 있고, 증상이 두 가지 이상인 경우에 사용한다. 초기 감기엔 먹고 곧 자도록 한다. 가정에 항상 준비해 두는 것도 좋을 것이다.

② 약을 싫어하는 어린이에게는 바르는 약이 좋을 것이다.

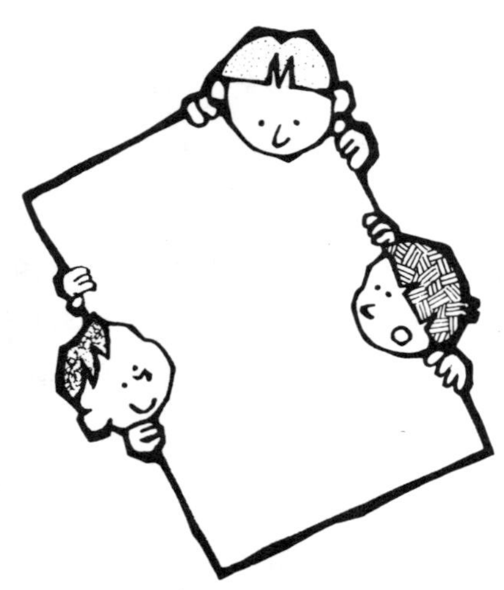

목엔 목의 약, 코라면 코의 약……. 증상에 맞추어 약을 사용하는 것이 기본.

악화된 감기는 한방약이 좋다

한방약은 임산부에게도 안심하고 사용할 수 있고, 졸음이 오는 등의 염려도 없다. 특히 초기 감기가 악화된 때에는 매우 효과가 좋다. 효과적으로 사용하는 요령은 현재 나타나고 있는 증상만이 아니라 자신의 체력이나 체질에 맞는 것을 선택할 것과 특별한 처방 이외에는 공복시에 마시는 일이다.

초기 감기에 사용하는 한방약의 선택 방법

① 체력이 중간 정도인 사람으로서 위장이 나빠지면, 대체로 갈근탕(葛根湯)이 사용된다. 특히 열, 어깨 결림, 두통 등이 있고, 즙(汁)이 부족하지 않을 때 효과가 좋다.

② 허약 체질인 사람에게는 계지탕(桂枝湯)이 좋고, 현기증이 있거나 곧 즙(汁)이 부족해질 때 잘 듣는다.

③ 체력이 있는 사람에게는 마황탕(麻黃湯)을 사용한다. 오한, 발열, 사지의 관절통이 있고, 즙이 부족하지 않을 때 잘 듣는다.

④ 위장증상이 강하게 나타나는 감기에는 소시호탕(小柴胡湯)이나 시호계지탕(柴胡桂枝湯)을 사용한다. 동시에 흉협고만(胸脇苦満 ; 늑골의 아래를 가슴 안을 향하여 누르면 저항과 압통이 있다), 입안

에 찰기(끈적끈적한 기운)나 거북함이 있을 때 잘 듣지만 시호계지탕(柴胡桂枝湯)은 체력이 없는 사람에게 맞는 약이다.

⑤ 체질적으로 위장이 약한 사람이 감기에 걸렸을 때는 향소산(香蘇散)이 사용된다.

⑥ 콧물이 심할 때는 소청룡탕(小青龍湯)을 사용한다. 특히 위내정수(胃內停水)라 하여 움직이면 위 근처에서 졸졸 물소리가 나는 사람에게 잘 듣는다.

⑦ 목이 심하게 아플 때는 구풍해독탕(驅風解毒湯)이 잘 듣는다. 목을 헹구듯이 마시는 것이 효과를 높이는 요령이지만, 고통스러우므로 얼음을 넣어 마시면 쉽게 먹을 수 있을 것이다.

감기가 악화되었을 때의 한방약 선택 방법

① 아무래도 체력 회복이 좋다고 생각되지 않고 식욕부진이나 나른함, 미열 등이 있을 때, 체력이 중간 정도라면 소시호탕(小柴胡湯)을 사용한다.

② 마찬가지의 증상이고,체력이 좀 약한 사람에게는 시호계지탕(柴胡桂枝湯)을 사용한다.

③ 마찬가지의 증상이고, 체력이 매우 약한 사람이나 어린이의 악화된 감기에는 소건중탕(小建中湯)이 좋을 것이다. 특히, 평소부터 먹는 것이 까다롭고 두통, 설사 그리고 통통한 편인 어린이에게는 효과가 있다.

④ 코즙이나 코막힘이 계속될 때는 갈근탕(葛根湯 ; 체력은 중간), 갈근탕가천궁신이 (葛根湯加川芎辛夷 ; 체력은 중간), 마황탕(麻黃湯 ; 체력은 강한 편)을 사용한다. 특히, 갈근탕가천궁신이 (葛根湯加川芎辛夷)는 코즙이 심할 때, 마황탕(麻黃湯)은 호흡할 때 목에서 가르랑거릴 경우에 유효하다.

⑤ 기침이 심할 때는 맥문동탕(麥門冬湯), 마행감석탕(麻杏甘石

湯)이 사용된다. 맥문동탕(麥門冬湯)은 심한 기침 감기나 가래가 나오지 않을 때, 마행감석탕(麻杏甘石湯)은 새벽에 기침을 하고 가래가 나올 때 효과가 있다.

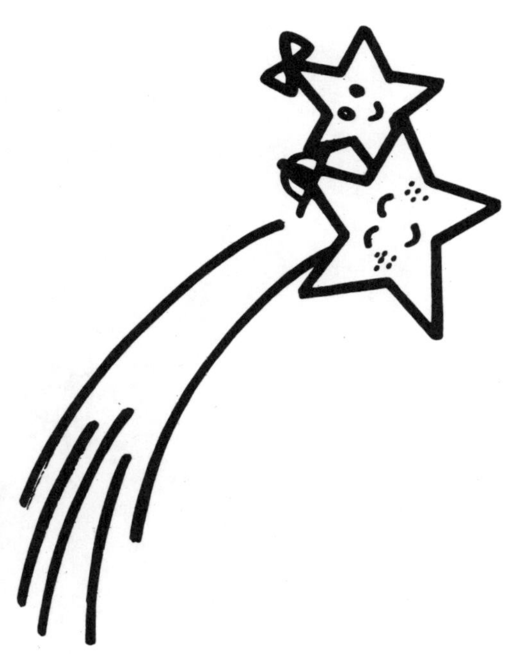

초기감기와 악화된 감기엔 한방약이 잘 듣는다. 체력, 체질에 따라 선택한다.

감기의 증상을 치료하고
면역성을 높이기 위한

이론편

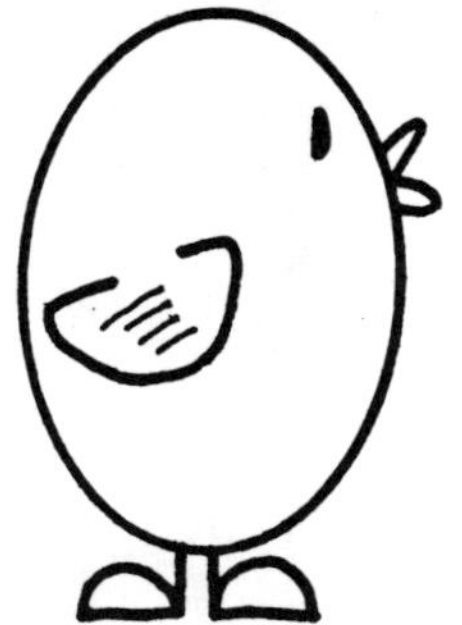

감기의 불쾌 증상은 왜 일어나는가

평균 1년에 5~6회 걸린다

"태어나서 지금까지 한 번도 감기에 걸린 적이 없다"—이렇게 자신있게 단언할 수 있는 사람은 없지 않을까.

인간은 평균 1년에 5~6회 감기에 걸린다는 데이타가 있다. 물론 이 숫자에는 1년 내내 감기에 걸린 적이 없다는 사람까지, 모든 타입의 사람들이 포함되어 있는 셈이지만, 감기에 걸렸다고 하는 자각이 없는 사람이라도 혈액검사를 해 보면 확실하게 감기에 감염되어 있다는 '증거'를 발견하는 경우가 있다.

감기에 감염되었는데도 질병이 되어 나타나지 않는 상태를 불현성 감염(不顯性感染) 이라고 말하는데, 감기인 경우에는 이런 경우도 의외로 많다.

예를 들면 감기 증상이 나타났다고 해도 2~3일 정도로 치료되고 마는 코감기나, 1~2일 간 겨우 열이 있는 정도의 감기 등은 곧 잊혀지고 만다.

이렇게 말한 것은 감기가 대수롭지 않은 질병인가라는 것을 이야기하고 있는 것이 아닐까.

금방 태어난 갓난아이는 절대로 감기에 걸리지 않지만, 생후 반년 정도부터는 감기에 걸리는 아기가 조금씩 나온다. 이 이후 감기와의 교제는 죽을 때까지 계속되고, 일생동안 몇 백번 걸리게 된다.

가장 몸에 가까운 질병인 '감기', 이 감기를 완전히 예방할 수 있다면 또는 감기에 걸려도 곧 고칠 수 있다면, 우리들의 생활은 무엇보다도 쾌적하게 될 것이다.

감기는 대부분 바이러스의 감염으로 일어난다

감기가 유행하는 것은 대체로 겨울이다. 그래서 추위가 감기의 원인이라고 생각되었던 시대도 있었지만, 현재 감기는 대부분이 바이러스 감염에 의해 일어난다는 것을 알고 있다.

다만, 바이러스라 해도 한 종류가 아니고, 표에도 나타나듯이 많은 바이러스가 감기의 원인이 된다. 더구나 같은 종류라도 라이노 바이러스는 약 100가지 형(型), 에코 바이러스는 31형이라고 하듯이, 몇 가지의 형을 가지고 있는 바이러스도 있다.

그밖에 인플루엔자 바이러스처럼 같은 종류라도 조금씩 구조를 바꾸어 계속 변신하는 타입도 있다. 1년에 5~6회 정도 감기에 걸려도 좀처럼 감기와 인연을 끊을 수 없는 것은 그 때문이다.

이밖에 세균 감염이나, 마이코푸라스아, 쿠라미지아 등의 미생물의 감염 또는 추위나 알레르기 반응으로 감기에 걸리는 경우도 있지만 바이러스에 비하면 숫자는 극히 적다.

바이러스의 종류로 증상이 달라진다

가장 친숙한 감기 증상이라고 하면, 재채기, 콧물, 코막힘, 목의 통증, 목소리 변함, 기침, 가래이다. 일반적으로 감기라고 하면 '호흡기 점막에 일어나는 염증'을 의미하고 있다.

호흡기의 구조

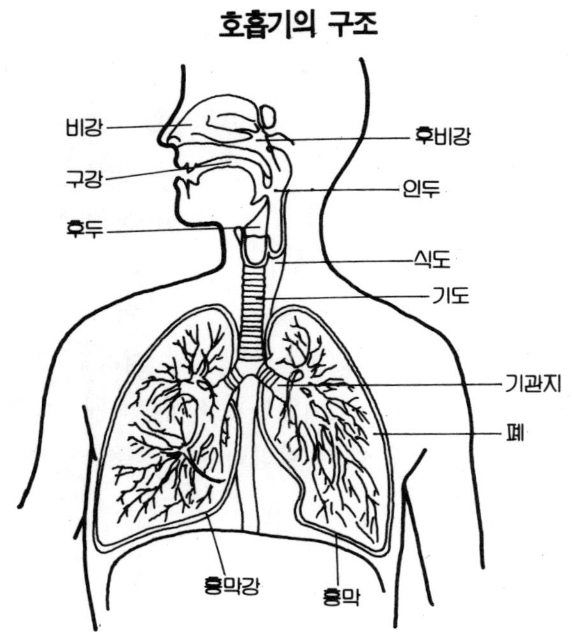

그러나 호흡기의 증상만이라고 고정하지 않고 열, 두통, 어깨 결림, 요통, 근육통, 나른함 등 전신증상이 나타나며, 복통, 설사, 구토, 식욕부진 등 위장증상(胃腸症狀)이 나타나는 경우도 적지 않다.

감기 바이러스는 대체로 비강(鼻腔)이나 인두(咽頭) 점막의 세포에 침입하여 거기에 증식한다. 그리고 그 세포를 파괴하고 밖으로 나와 혈액 속으로 흘러들어가 임파근에 들어가기도 하고, 뇌 속으로 침입하는 타입도 있다. 바이러스에 따라 장(腸)으로 들어가기도 하고, 뇌에 들어가기도 하는 것은 종류에 따라 각각 친화성(親和性)이 있는 장기(臟器)가 있기 때문이라고 말할 수 있다.

바이러스가 장(腸) 속으로 침입하면 복통이나 설사 등의 위장증세가 나타나고, 뇌 속으로 침입하면 뇌염을 일으킨다.

세포가 파괴되면 파괴된 장소에 당연히 염증이 일어나고, 파괴되었을 때에 생기는 물질이나 백혈구가 만드는 물질에 의해 뇌에 있는 체온조절 중추가 자극되면 열이 올라간다.

이렇게 감기는 여러 가지 증상이 일어나지만, 그때그때 증상에 차이가 있는 것은 바이러스의 성질에 차이가 있기 때문이다.

예를 들면, 어른이 가장 잘 걸리는 코감기의 대부분은 라이노 바이러스의 감염으로 일어난다고 말할 수 있고, 아데노 바이러스는 인두염(咽頭炎)을 일으키기 쉬우며, RS바이러스는 갓난아기에게 기관지염을 일으키기 쉬운 경향이 있다. 물론 이들 바이러스가 항상 같은 증상을 일으키는 것은 아니고, 대충 그 경향을 지적할 수 있는 것에 불과하다. 어느 바이러스에 감염되었는가를 정확하게 알려면 환자의 코즙을 가져다 검사하기도 하고 질병이 나은 후에 혈액을 채취해 항체를 조사해야만 한다.

의외로 손을 통해 감염되는 경우가 많다

그러면 학교나 보육원, 회사 등 사람이 많이 모이는 곳에서 감기가 유행하기 쉬운 것은 왜일까.

감기 바이러스는 우선 비강(鼻腔)이나 인두(咽頭)의 점막에 침입하고 증식한다는 것은 이미 보아 온 그대로이다. 비강이나 인두에 많이 있는 바이러스는 환자가 재채기가 기침을 할 때에 비말(飛沫)과 함께 공중에 날라나간다.

큰 비말은 바로 마루나 지면에 떨어지지만 작은 비말에 포함되어 있는 바이러스는 오랫동안 공기 중을 떠다닌다. 큰 비말도 오래 되면 건조하기 때문에 그 속에 포함되어 있던 바이러스도 공중에 흩어져 날린다.

떠다니고 있는 바이러스를 누군가가 들이마시면 그 사람의 비강이나 인두에서 바이러스가 증식하기 때문에 감기에 걸리는 것은 당연하다. 물론 바이러스가 많이 포함되어 있는 재채기나 기침의 비말을

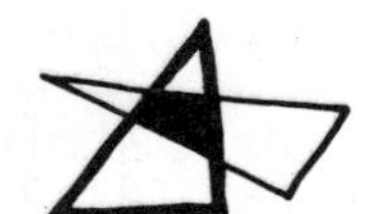

기침에 효과가 있는 민간약과 만드는 방법 ①

난주(卵酒)

감기에 걸려 초기에 치료도 되고 기침이나 가래의 괴로움을 억제하는 민간약은 옛날부터 수없이 전해지고 있다. 그 가운데서도 가장 잘 알려져 있는 것이 난주(卵酒)이다.

계란은 고단백질, 고칼로리의 식품이며, 정종도 고칼로리로 흡수율이 아주 좋고, 곧 에너지로 바뀐다. 난주를 마시고 마루에 누우면 몸이 따끈따끈하고 땀이 많이 난다. 숙면(熟眠)도 할 수 있다.

이렇게 하면 열을 내리고 몸의 저항력을 높이는 것에 도움이 되는데, 계란에는 바이러스나 세균을 용해하는 효소가 포함되어 있다고 한다.

체험 속에서 만들어진 소박한 방법에 감기의 특효약이라고도 말할 수 있는 듯한 효력이 감추어져 있는 것인지도 모른다.

자고 있는 사이에 땀을 흘리면 곧 잠옷을 갈아 입는다. 그러기 위해서는 베개맡에 미리 잠옷을 준비해 두면 좋다.

• 만드는 방법

정종 100ml에 계란 1개를 풀어 넣고 설탕을 큰 숟가락으로 두 숟가락 넣은 다음, 잘 저어 섞는다. 그것을 약한 불에 올려서 피부보다 약간 뜨겁게 해서 마신다. 알콜에 약한 사람은 팔팔 끓여 알콜 성분을 날려보내든지 정종의 양을 줄인다.

감기를 일으키는 원인

병원체로 되는 바이러스	인플루엔자 바이러스, 파라인플루엔자 바이러스, RS 바이러스, 아데노 바이러스, 라이노 바이러스, 코로나 바이러스, 코크삿키 바이러스, 에코 바이러스, 레오 바이러스 등
바이러스 이외의 병원체	마이코프라스마, 크라미지아, 세균 등
감염 이외의 원인	추위, 알레르기 등

직접 들이마셔서 감염되는 사람도 있다.

이렇듯 감기는 그 원인이 되는 바이러스가 환자의 재채기나 기침 등에 의해 흩뿌려지기 때문에 환자의 몸 가까이에 있는 사람들에서부터 옮아간다. 학교 등 사람이 많이 모이는 곳 만큼 감기 바이러스의 번식에 좋은 곳은 없다고 한다.

또 바이러스가 많이 있는 코나 눈, 입 등에 닿은 손으로 무엇인가를 만지면 그것에 바이러스가 붙는다. 그것을 다른 사람이 만지고 또 그 손으로 코를 문지르거나 음식물을 먹거나 하면 바이러스에 감염된다.

이렇게 바이러스가 손을 거쳐 감염되는 경우에는 손에서 옮기는 바이러스가 많다고 한다.

왜 겨울이 되면 감기에 걸리기 쉬워지는 것일까

그러면 감기가 겨울에 유행하는 것은 왜일까. 역시 '추위'와 관계있는 것일까.

이미 자세히 보아 왔듯이, 감기의 대부분은 바이러스의 감염으로 일어난다. 그러므로 '추위'가 직접 감기를 일으키는 것은 얼마 안될지도 모른다. 그러나 추위에 의해 몸의 조화가 깨지면, 바이러스가 침입해 왔을 때 그에 저항할 힘이 약해지고, 감기에 걸리기 쉽게 된다고 하는 것은 그럴 듯하다.

또 추위에 의해 호흡기 점막의 저항력이 떨어지는 것도 지적되고 있다.

그러나 감기가 추위와 깊은 관계를 가지고 있다는 것은 오히려 다음과 같은 것이라고 말할 수 있다.

우선 추워지면 창을 완전히 닫는 일이 많아진다. 난방이 들어온 방에 많이 모이게 되는 것은 먼지이다. 만약 여기에 감기가 든 사람이 한 명이라도 있다면 완전히 막혀 있는 그 방 안에 감기 바이러스가 가득 차고 만다.

바이러스쪽에서 보면 온도가 낮은 겨울에 오래 생존할 수 있다고 할 수 있다.

이상과 같은 점에서 추위는 감기의 원인은 아니지만 감기에 관계하기 쉬운 큰 유인(誘因)은 된다고 말할 수 있을 것이다.

겨울에 감기가 유행하는 또 하나의 조건은 공기가 건조하기 때문이라는 것이다. 겨울에는 대기가 건조하다. 건조한 공기는 호흡기 점막의 저항력을 저하시키고 반대로 바이러스를 오래 생존시키는 환경을 만든다.

여름 감기를 가져오는 바이러스는

한편 여름 감기는 겨울 감기처럼 독감을 부리지 않으며, 겨울 감기에는 없는 특징을 몇 가지 가지고 있다. 아데노 바이러스의 감염으로 일어나는 풀(pool) 열(인두결막열 ; 咽頭結膜熱), 코크삿키A군 바이러스의 감염으로 일어나는 헬판기나, 코크삿키A군 바이러스 16형이나 엔테로 바이러스 17형의 감염으로 일어나는 수족구병(手足口病)

은 여름에 유행하는 감기이다.

아데노 바이러스 3형, 7형, 8형은 풀(pool)을 거쳐서 감염되는 것인데 , 여름 감기의 원인이 되는 바이러스는 각각 여름에 유행하기 쉬운 특징을 가지고 있다.

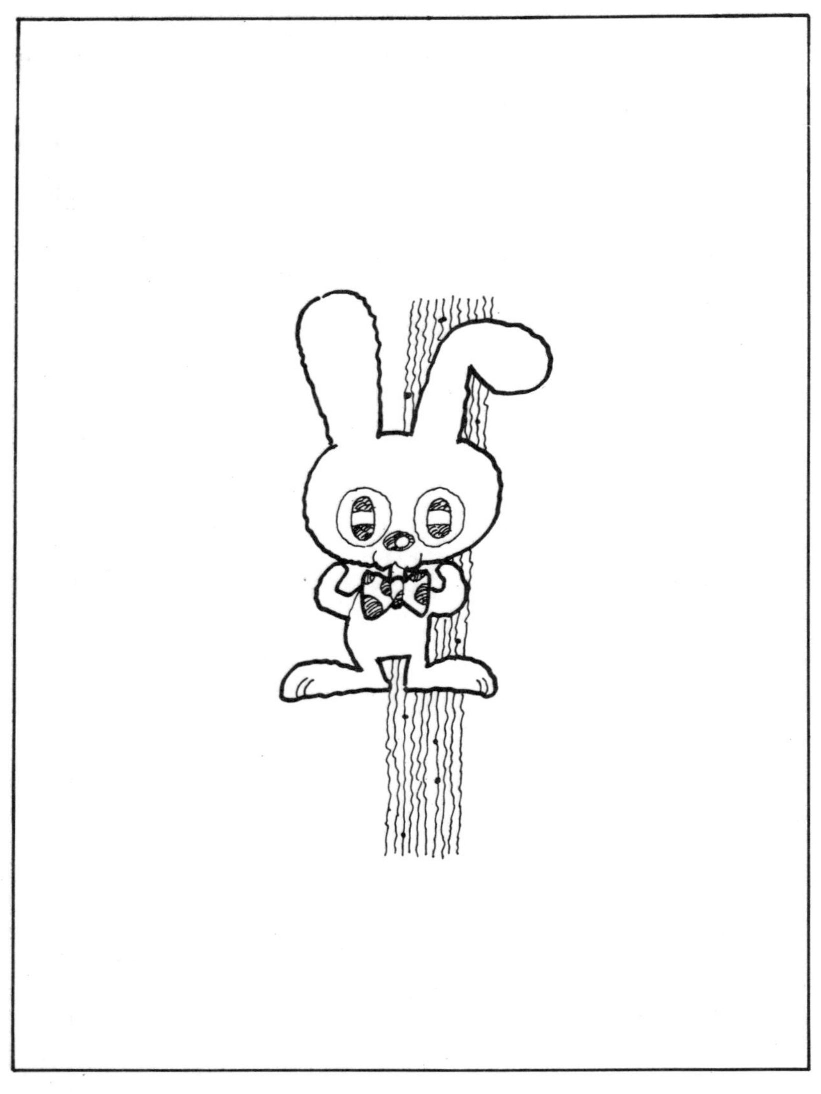

거의 반을 차지하는 '감기 증후군(症候群)'

감기란 상기도(上氣道)에 일어나는 염증의 총칭

감기를 넓은 의미로 해석하면, 인플루엔자, 헤루판기나 등도 포함되지만, 거의 반을 차지하는 것은 비강(鼻腔), 구강(口腔), 인두(咽頭), 후두(喉頭) 등 상기도(上氣道)의 염증이다. 이 상기도의 염증의 총칭을 감기 증후군이라고 하거나 보통감창(普通感昌)이라고 부르고 있고, 인두(咽頭)나 후두(喉頭) 등 제한된 부위에 증상이 강하게 나타나는 경우를 급성 인두염, 급성 후두염이라 하여 감기 증후군과는 구별하고 있다.

증상은 재채기, 콧물, 혹은 목이 따끔따끔하거나 까칠까칠하거나 가벼운 동통감(疼痛感 ; 쑤심을 느낀다) 등으로 시작하는 경우가 많고, 점차 콧물이 늘며, 목의 통증이 강해진다.

열은 어린이의 경우는 많이 나지만, 어른의 경우는 열이 나도 미열(微熱)에 지나지 않는다.

콧물은 1~2일 사이에 점성을 띠고, 누런색으로 된다. 동시에 또 코막힘도 일어나게 된다. 기침도 초기는 마른 기침을 하다가 습기찬 기침으로 바뀐다. 이것은 가래를 동반하게 되기 때문이다.

갈근탕(葛根湯)을 휴대하고 이상하다고 생각되면 곧 복용

감기 치료에서 가장 중요한 것이 휴양(休養)을 하는 것, 따뜻하게 하는 것, 영양을 섭취하는 것, 이 3가지이다. 이 원칙만 지킨다면 4~5일만에 치료되는 것이 보통이다. 그밖에 열이 높을 때는 해열진통제, 목의 통증이 심할 때는 양치질이나 트로우치(사탕처럼 빨아먹는 알약), 콧물, 코막힘이 심할 때는 비염용(鼻炎用) 마시는 약이나 바르는 약, 기침이 심할 때는 진해거담제 등을 사용하고, 증상을 완화시키면 체력의 소모를 억제할 수 있다.

방의 난방은 대체로 18~20℃ 정도가 좋고, 추울 때는 22℃ 정도로 하지만 동시에 습도를 높이는 것도 잊지 않도록 하자. 습도는 대체로 60%~70% 정도로 하는 것이 좋을 것이다.

'감기는 만병의 근원'이라는 속담도 있는 것처럼 특히 어린이는 기관지염, 폐렴, 중이염 등이 합병되는 경우가 있다. 그리고 감기와 비슷한 바이러스 감염증이 몇 가지 있다. 감기가 오래 끌 때는 물론 '무엇인가 이상하다'고 느끼면 빨리 소아과 의사의 진찰을 받는다. 노인도 기관지염이나 폐렴이 되기 쉬우므로 완전하게 치료될 때까지 신중을 기하도록 한다.

예방에도 결정적인 방법은 없지만, 평소부터 영양을 충분히 섭취하고 운동이나 건포마찰(마른 수건 마찰) 등으로 피부를 단련하면 바이러스에 대한 저항력이 만들어진다. 또 한방약인 갈근탕(葛根湯)을 항상 휴대하여 감기인가라고 생각될 때에 즉각 복용하면 감기에 걸리지 않게 할 수 있다.

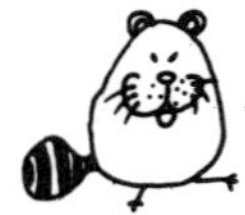

갓난아이, 어린이에게 많은 '여름 감기'

손바닥, 발바닥, 입 안에 수포가 생기는 '수족구병(手足口病)'

여름 감기에는 몇 가지 종류가 있다. 이중, 2~3세까지의 유아가 걸리기 쉬운 여름 감기의 하나가 수족구병(手足口病)이다. 원인이 되는 바이러스는 콕삿키A군 바이러스 16형과 엔테로 바이러스 71형의 2종류이고, 병명(病名) 그대로 손바닥, 발바닥, 입 안에 주위가 빨간 미립자의 수포가 나타난다.

손이나 발의 발진은 구진(丘疹)이나 수포로 좀 가렵고 무릎, 엉덩이, 등에까지 나타나는 경우가 있다.

입의 수포는 입술, 잇몸, 혀, 볼의 안쪽, 목구멍에도 많이 생긴다. 이 수포는 찌부러지기 쉽고, 찌부러지면 아프타(입술 안쪽에 생기는 누르스름한 회백색의 발진)처럼 되고, 음식물이나 마시는 음식이 자극을 주어 식욕이 저하된다.

열은 나지 않는 경우가 많고, 나더라도 38℃ 이하이며 1~2일이면 내려간다. 수포도 1주일 정도면 완전히 낫는다.

초여름부터 가을에 걸쳐 유치원이나 보육원에서 매년 집단 발생하지만, 보통은 가볍게 해결된다. 입 안에 알알하게 자극을 주기 때문에

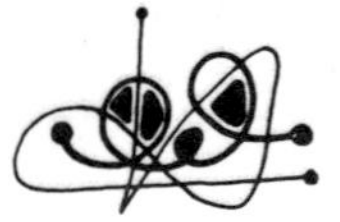

감기에 효과가 있는
민간약과 만드는 방법 ②

무엿

감기는 겨울에 많은 질병이므로 따라서 민간약도 겨울에 출하하는 식품을 사용한 것이 주류가 된다. 무도 제철은 겨울이지만, 여름에도 출하하고 있으므로 여름 감기를 고치는 민간약으로도 활용한다.

무에는 100g 중에 비타민C가 15mg 있고, 그밖에 소화효소도 포함되어 있다. 깎아서 먹으면 비타민 C와 소화효소를 효과 있게 이용할 수 있고, 식욕부진이나 설사를 동반하는 감기에 이용할 수 있다. 또 무엿은 옛날부터 목의 통증이나 기침에 자주 이용되어 왔다. 당분(糖分)에는 목의 염증을 완화시키는 작용이 있다. 맥아당의 물엿을 사용하면 맥아당에 포함돼 있는 녹말 소화효소를 얻을 수도 있다.

• 무엿 만드는 방법

무 150g을 잘 씻어 껍질마다 1~2cm의 각썰기를 한다. 이것을 병에 넣고 물엿을 가득 붓는다.

이대로의 상태로 3시간 정도 두면 무의 엑기스가 녹아나오는데, 이때 무를 끄집어 낸다.

이 즙에 탕을 붓고 하루에 2~3회 목을 헹구듯이 천천히 마신다. 나머지는 냉장고에 보존해 둔다.

식욕이 나지 않을 때는 아이스크림, 푸딩, 젤리 등, 목에 넘어가기 좋은 음식물을 주면 좋지만, 싫어할 때는 무리하지 말고 수분 보급만을 신경 써 주도록 한다.

바이러스는 수포 안에 많이 있고 수 주일 간에 걸쳐 변으로 배출되며, 비말 감염(飛沫感染)과 소화관 감염(消化管感染)의 두 가지 길로 넓어진다. 따라서 완전히 예방하는 것은 무리라고 해도 손씻기를 게을리 하지 않고 열심히 하면 어느 정도 도움이 된다. 잠복기간은 3~6일 정도이지만 감염되어도 발병하지 않는 어린이도 있다. 목욕과 외출은 수포를 어느 정도는 막아 준다.

고열과 함께 입 안에 수포가 생기는 '헤루판기나'

이것도 젖먹이 어린아이에게 많은 여름 감기의 일종이지만, 수족구병과 비교하면 열이 나기 쉬운 것 같다. 원인이 되는 바이러스는 콕삿키 A군 바이러스이고, 며칠 간의 잠복기간 후 39℃ 정도의 열이 난다. 고열은 3~4일간 계속되고, 그 후 미열이 된다. 열이 나고부터 완전히 열이 내릴 때까지 5~6일 걸린다.

발열과 동시에 목의 연구개(軟口蓋)의 근처에 작은 수포가 몇 개 생기고 곧 파괴된다. 음식물이나 마실 것(음료)이 자극해서 매우 아파지고, 통증 때문에 침도 많이 난다.

입 안의 염증은 1주일 정도면 치료하지만, 그동안은 식욕이 떨어지고, 마시는 것도 뜨거운 것, 짠 것, 신맛이 있는 것은 자극한다. 모유, 우유는 얼마든지 주어도 괜찮다.

바이러스는 수족구병일 때와 마찬가지로 수포 안에 있는 것 외에 변으로 배출된다. 불현성 감염(不顯性感染 ; 바이러스에는 감염되어 있어도 발병하지 않은 상태)이 많은 것도 수족구병의 경우와 마찬가지다.

발열, 인두염, 결막염이 일어나는 풀(pool)열

아데노 바이러스의 감염에 따라 여름부터 가을에 걸쳐 많아지는 여름 감기의 일종이다.

풀(pool)을 중재로 작은 유행을 하기 때문에 이 이름이 붙었지만, 정식 이름은 '인두결막열(咽頭結膜熱)'이다.

38~40℃의 열이 4일 정도 나고 인두염과 결막염을 일으키지만, 아데노 바이러스 8형은, 급성 출혈성 방광염을 일으킨다. 발병하고부터 5~7일 동안이면 치료되고, 불현성 감염도 적지 않다. 유아부터 국민학생이 걸리기 쉽지만 갓난아기에게 감염하면 장중적증(腸重積症)이나 폐렴 등이 되는 경우도 있다. 바이러스는 목에서 2주일, 변으로부터 몇 주일 간 배출되므로 풀열이 유행하고 있을 때는 갓난아기에게 가까이 갈 때 손을 세심하고 신중하게 씻는 등의 주의가 필요하다.

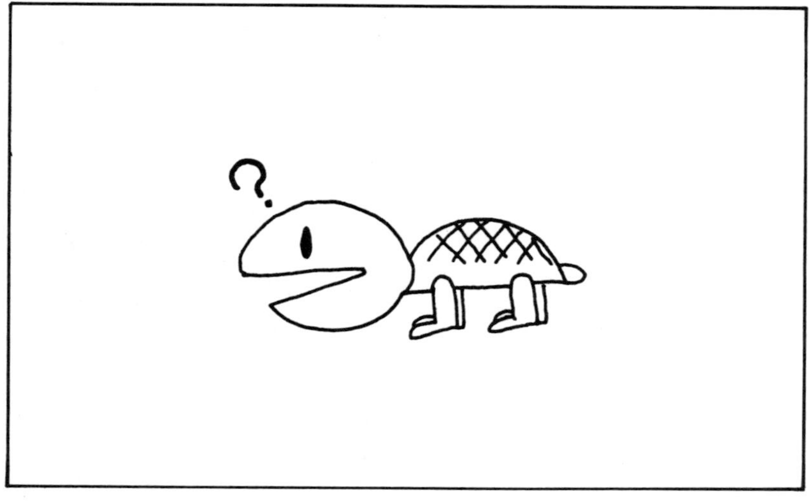

젖먹이와 어린이가 걸리기 쉬운 '가성 그룹'

점막의 염증으로 호흡곤란이 일어난다

인두와 기관(氣管)의 사이에 있는 후두(喉頭)에 아데노 바이러스, RS 바이러스, 인플루엔자균 등이 감염됐기 때문에 염증을 일으키는 질병을 급성 후두염(急性喉頭炎)이라 한다.

이 병에 걸리면 후두의 점막이 맑게 개어 공기가 통하는 길이 좁게 되고, 높고 거친 기침과 함께 급격히 호흡곤란이 일어나는 경우가 있다. 후두에서 성문(聲門)도 있어서 목이 쉬어 온다.

이 발작은 후두디프테리아에서 볼 수 있는 진성(眞性) 그룹과 비슷하기 때문에 가성(假性) 그룹이라고도 말해지고 있다.

실내는 온도와 습도를 높게

후두의 감염증은 2~4세 정도까지의 어린이에게 많고 겨울이나 계절이 바뀔 때에 일어난다.

보통의 감기같은 증상이었던 어린이가 밤이 되어 갑자기 호흡곤란의 발작을 일으키는 경우가 많고, 괴로워서 자리에서 일어나고 만

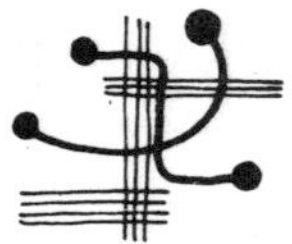

감기에 효과가 있는
민간약과 만드는 방법 ③

우엉즙

옛날부터 '뿌리'가 만드는 것을 먹으면 끈기가 생긴다고 하여 우엉, 무, 연근 등이 정력 증강식(精力增強食)으로 애용되어 왔다. 우엉을 강판에 갈아 뜨거운 물을 부어 마시는 우엉즙을 감기 초기에 마시면 몸이 따뜻해진다고 한다.

• 만드는 방법

중간 정도 크기의 우엉 4~5cm를 씻어 식칼의 등으로 껍질을 벗긴다. 이것을 강판에 갈고, 된장이나 간장으로 맛을 내어 뜨거운 물을 붓고 뜨거울 때 마신다.

다.

보통 발작은 몇 분 정도부터 몇십 분 정도까지에 수습되지만, 때때로 다시 발작을 반복한다. 기도의 폐색(閉塞)이 심하면 경우에 따라서는 질식하는 경우도 있다. 기침이 심하고 후두도 괴로운 듯 할 때는 낮에 반드시 소아과 의사의 진찰을 받아 둘 필요가 있다. 만약 밤중에 심한 발작을 일으키면 즉시 구급차로 병원에 데려가도록 한다.

일반적으로 기침이 있을 경우는 습기가 있는 따뜻한 곳으로 몸을 보호하는 것이 가장 좋다고 말하는데, 후두염에서는 특히 그것이 중요하다. 난방과 동시에 가습기를 사용하기도 하고 때때로 주전자에 물을 끓이게 하는 등, 온도는 22℃, 습도는 70% 가깝게 유지하도록 하자.

증기가 나오는 가습기를 사용하고 있다면 밤 사이 난방을 꺼 둘 때, 가습기만이라도 켜 두면 습도 뿐만 아니라 온도도 그다지 내려가지 않는다.

또 발작은 갑자기 일으키는 것이므로 밤에는 아버지나 어머니가 반드시 아기와 같은 방에서 있어야 한다.

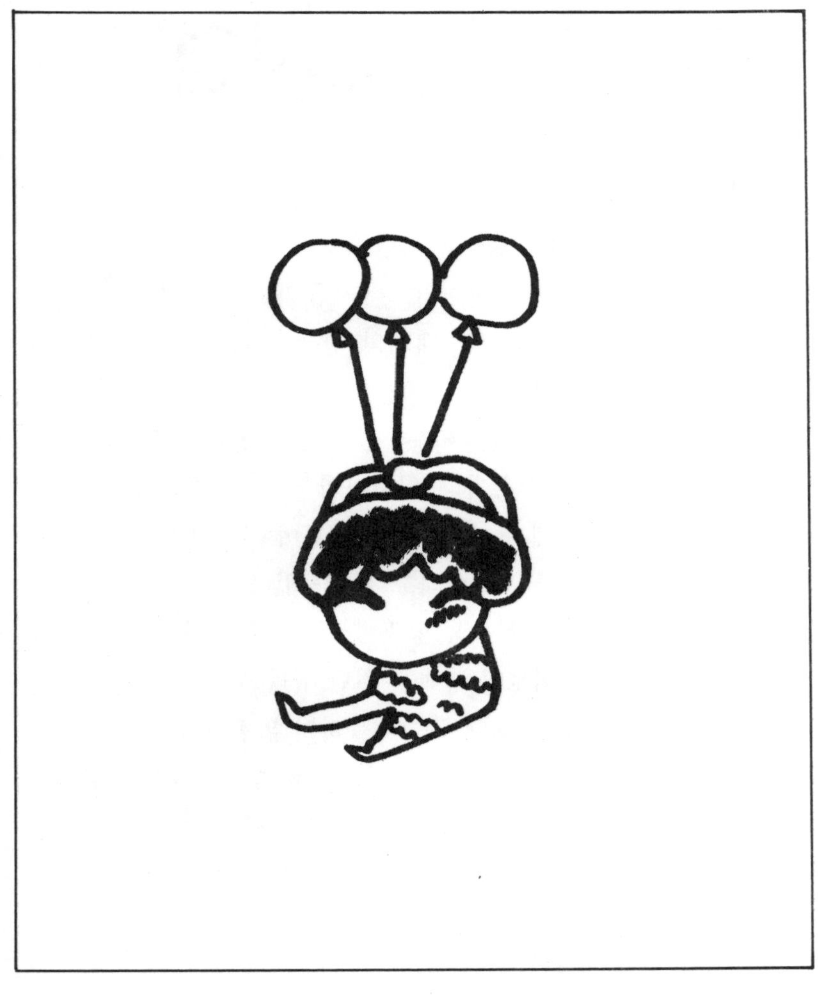

당신의 감기에 가장 좋은 치료 방법

어린이나 노인에게 걱정되는 '기관지염'

심한 기침과 목이 아프지만 열은 높지 않은 때도

기관지염(氣管支炎)이란 바이러스나 세균의 감염에 의해 기관지에 염증이 일어난 상태를 말하고, 대개의 경우 감기 증후군이 악화된 어린이나 노인이 걸린다.

기침이 심하고, 더구나 맨 처음에는 마른 기침이었던 것이 점차 가래를 동반한 습한 기침이 된다. 어린이의 경우에는 가래가 잘 나오지 않고, 숨을 쉴 때 가래가 기도를 오르내리며 가르랑거리는 소리가 난다. 또한 열은 나지만 고열이라고 할 수 없다. 이럴 때는 반드시 소아과 의사의 진찰을 받는다. 병원에서는 청진기만으로 알 수도 있지만 엑스레이를 찍어보면 정확한 진단이 나온다.

기침은 기관지에 쌓인 점액물을 배출하기 위한 반사운동 등으로 어느 정도는 필요한 것이지만, 너무 심하면 체력이 소모되므로 항생제(抗生劑) 외에 진해거담제(鎭咳去痰劑)를 사용하는 경우도 있다. 따뜻한 방에서 4~5일 안정을 취하면 낫는다.

기침이나 가르랑거리는

세기관지 (細氣管支)

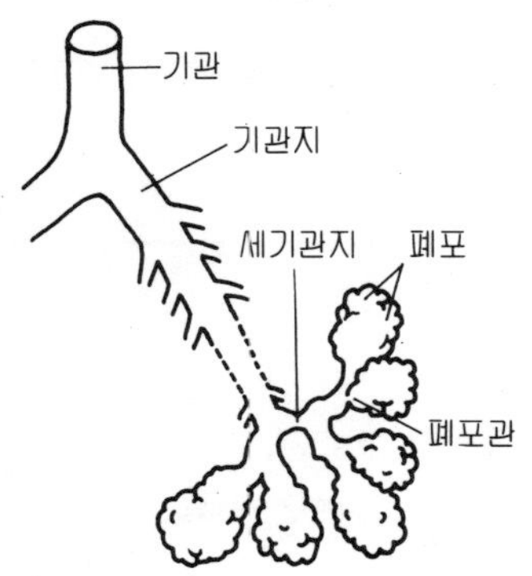

놓시에 안색이 나빠지면 곧 병원으로

증상이 더욱 진전되고, 기관지 앞쪽에 있는 가는 기관지에 염증이 일어나는 경우가 있다. 이것을 모세기관지염 (毛細氣管支炎)이라 부르고 있다.

기관지는 앞으로 가면 갈수록 가늘게 되면서 가지가 나누어져 있는데, 그 끝은 폐포(肺胞) 가까이까지 망(網)의 눈처럼 길게 둘러져 있다. 폐포는 공기와 혈액 사이에서 가스(gas)교환을 하고 있다. 작은 반원형의 방이다이 주위에있는 모세기관지(毛細氣管支)는 1~2mm의 가느다란 관(管)으로 되어 있으므로, 염증이 일어나면 그 내강(內腔)이 막히고 만다.

세기관지염(細氣管支炎)은 6개월 미만인 갓난아이에게 많지만, 갓난아이의 세기관지(細氣管支)는 가느다란 데다가 기관지 전체에서 차지하는 세기관지의 비율도 높기 때문에 염증을 일으키는 중증(重症)이 된다. 열은 38℃ 이상인 경우가 많지만, 기침은 심하지 않다. 다만 호흡할 때에 휴, 휴, 하거나 가르랑거리는 소리를 동반하고, 호흡이 곤란하게 되기 쉬우며 안색이나 입술의 색이 파랗게 되는 경우도 있다.

즉시 병원에 입원하여 치료해야 되는데, 병원으로 가는 사이에는 상체를 약간 높게 해서 눕히거나, 안아서 등을 어루만져 주면 편하게 호흡을 할 수 있다.

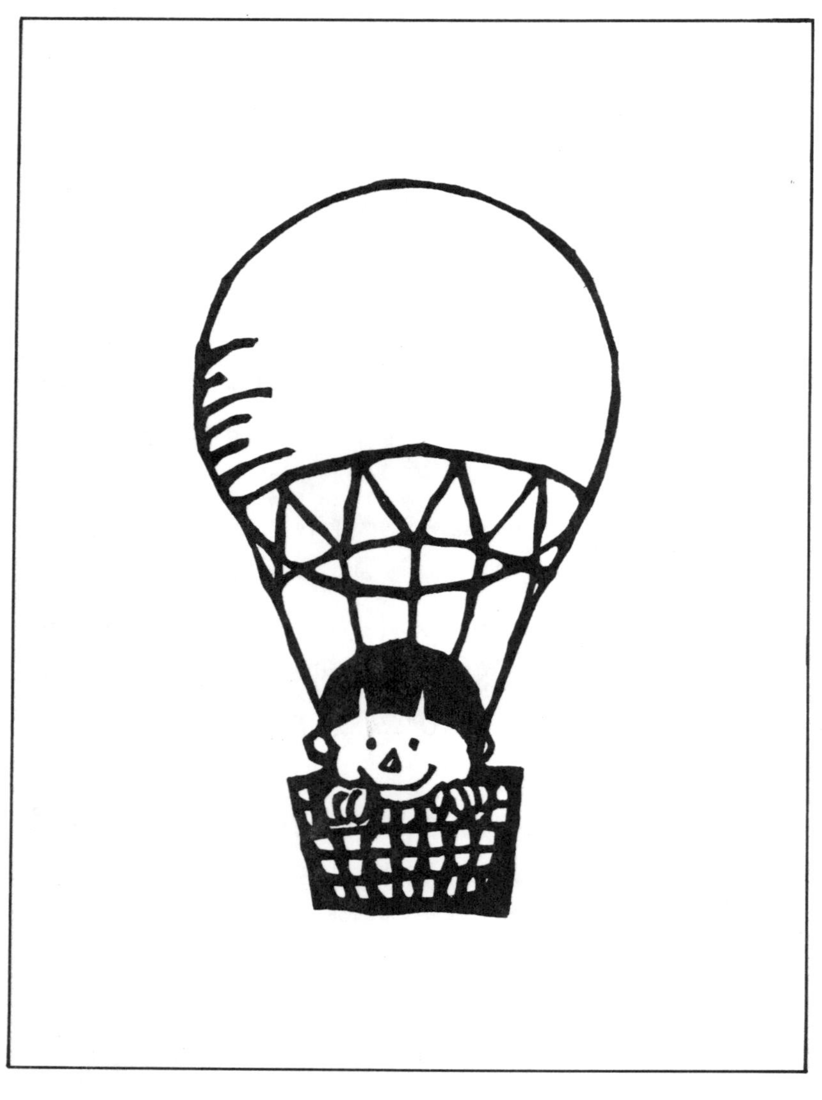

갓난아기, 노인에게는 위험한 폐렴

세균성 폐렴은 입원치료가 필요

폐렴이란 주로 세균, 바이러스, 마이코푸라스마의 감염에 의해 일어나는 폐의 염증이란 것을 말한다. 엑스선 사진을 찍으면 폐(肺)의 모습이 나타나므로 진단이 가능하다.

보통의 감기를 악화시켜 기관지염을 일으키고, 거기에서 더욱 진전해 폐렴에 이르는 경우가 많은데, 인플루엔자, 백일천식, 홍역의 2차감염으로 일어나는 경우도 있다. 갓난아이나 노인에게 있어서는 사망율이 높고 중대한 병이다. 특히 세균으로 일어나는 폐렴은 중증(重症)이 되기 쉬우므로 가장 주의를 요한다.

세균성인 폐렴은 열이 39~40℃ 정도가 될 때가 많고 열이 있는데도 손, 발이 차가워지고 맥이 약하게 되는 경우도 있다. 기침은 가슴속부터 나오는 것처럼 되며, 가슴에 울리고 아파진다. 갓난아기인 경우에는 심하면 기침이 나지 않게 되는 경우도 있다.

호흡수가 증가하고 호흡곤란이 일어나며, 콧방울을 실룩실룩거리고, 헐떡이는 듯한 숨을 쉬게 된다. 설사, 구토 등도 동반하고, 탈수증상, 전신쇠약, 경련 등이 일어나는 경우도 있다.

또, 농흉(膿胸)이라 하여 폐의 표면을 둘러싸고 있는 흉막 사이(흉막강 ; 胸膜腔)에 고름이 고이는 경우도 있다. 농흉(膿胸)이 되면 계속적인 약한 기침이 되지만 열은 높아지지 않는다. 이러한 상태가 되면 즉시 속의 고름을 들이마시거나 해서 고름 속에 포함되어 있는 세균에 효력있는 항생물질을 사용하지 않으면 안된다. 신속하게 병원으로 옮겨가야 한다.

국민학생에게 많이 일어나는 마이코프라스마 폐렴

바이러스성 폐렴은 세균이 원인인 폐렴에 비교하면 가볍게 해결되지만, 그것만으로도 중대한 질병임에는 틀림없다. 열이 계속되고 기침이 심하며, 갓난아이라면 호흡곤란이 되는 경우도 있다. 반드시 의사의 치료를 받는다.

그런데 최근 폐렴의 대부분은 마이코프라스마라고 하는 바이러스와 세균의 중간 정도 크기의 미생물에서 일어나는 폐렴이다. 특히 국민학생에게 많고, 어린이나 노인도 걸리지만 갓난아기는 거의 걸리지 않는다. 기침이 많고 가래를 동반한 기침이 심해지며 가슴이 아파지는 경우도 있는데, 어린이라면 복통을 호소하는 경우도 많은 것 같다. 전신의 나른함이나 식욕부진도 일어나지만 증상은 그다지 심하지 않고 열도 38～39℃ 정도까지다.

흉막강(胸膜腔)에 물이 고이는 경우가 있지만, 먼지는 쌓이지 않는다. 매우 잘 듣는 항생제도 있어 고치기 쉬운 폐렴이지만 완전히 치료하기 위해서는 의사의 진료를 꼭 받을 필요가 있다.

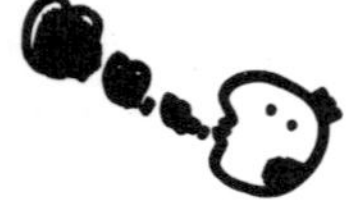

급격한 증상으로 시작하는 '인플루엔자'

돌연한 발열로 시작하고 전신증상이 심하게 온다

넓은 의미에서는 인플루엔자도 감기의 일종이지만, 감기 증후군과는 그 증상과 유행 방법이 꽤 다르다.

감기 증후군이 콧물이나 목이 가르랑거리는 느낌 등으로부터 천천히 시작함에 대비하여 인플루엔자는 대부분의 경우 급격한 전신증상부터 시작한다. 고열로 39℃ 이상이 되기도 하고, 강한 오한이나 전율을 동반하는 경우가 많은 동시에 두통, 요통, 관절통, 사지의 근육통, 전신의 나른함 등도 일어난다. 식욕부진, 설사, 복통, 구역질이나 구토 등을 동반하는 경우도 있다.

갓난아기인 경우에는 고열과 동시에 불쾌해져서 찡얼대기도 하고 우유를 잘 안 먹으며, 토하기도 하고 설사를 하는 등 소화기 증상이 심하게 나타난다.

콧물, 목의 통증, 기침 등 호흡기 증상이 처음부터 있는 경우는 적고, 전신증상보다 1~2일 늦게 일어난다.

열은 3~4일이면 내려가고 그밖의 증상도 1주일 정도면 좋아진다. 그러나 기침이나 나른함이 나중까지 계속되는 경우도 있다.

2차 감염되기 쉬우므로 완전히 치료할 것

이렇게 인플루엔자는 격심한 증상을 가져오므로 감기의 임금, 감기의 제왕이라고도 불리고 있다. 증상이 아무리 격심해도 예후(병후의 경과에 대한 의학상의 견해)가 좋고, 깨끗이 치료했다면 그다지 무서워 할 것도 없지만, 인플루엔자는 기관지염이나 폐렴 등의 합병증을 일으키는 경우가 적지 않다.

인플루엔자 바이러스가 증식하고 세포를 파괴당한 호흡기의 점막은 저항력이 떨어지며, 세균의 2차 감염을 받기 쉬운 상태가 되고 있다. 인플루엔자에 의한 합병증으로 폐렴이 일어날 확률은 1%정도라고 말하지만 유행기에는 환자가 많이 나오는 만큼 폐렴이 되는 사람도 상당수가 된다.

인플루엔자에 걸리고 4~5일 지나도 열이 내려가지 않으며, 가슴속으로부터 기침이 나오고 기침이 가슴에 울려 통증 등의 증상이 나타나면 폐렴일 가능성도 있다. 의사의 진찰을 받는다.

특히 갓난아기, 노인, 만성병이 있는 사람은 인플루엔자에 걸리면 완전하게 나을 때까지 신중을 기해야 한다.

감기 증후군과 인플루엔자 발견 방법

	감기 증후군	인플루엔자
질병이 일어나는 방법	천천히 일어난다.	급격하게 전신증상이 시작된다.
오 한	가볍다.	강하다.
발 열	미 열	고 열
콧 물	초기부터	1~2일 후부터
두 통	있어도 가볍다.	강하다.
관절통	있어도 가볍다.	강하다.
나른함	가볍다.	강하다.
위장증상	있어도 가볍다.	강하게 일어나는 경우가 있다.
폐렴의 합병	갓난아기, 노인 이외는 드물다.	확률이 높다.

인플루엔자가 세계적으로 유행하는 이유

인플루엔자가 두려운 이유는 또 하나 있다. 그것은 여러 번 세계적으로 대유행을 했다는 것이다.

가장 유명한 것은 1918년~1919년에 걸쳐서 전세계를 석권했던 스페인 감기로, 환자 총수가 6억, 그중 사망자가 2300만 명이었다고 한다.

스페인 감기 이후에도 1957~1958년에는 아시아 감기, 1968년에는 홍콩 감기가 세계적으로 유행했다. 감기 증후군의 유행이 국지전(局地戰)이라고 한다면, 인플루엔자의 유행은 흡사 세계대전이라고 말할 수 있을 것이다.

크게 유행하는 것은 A형 바이러스

어쩐지 야단스런 증상, 야단스런 유행을 하는 인플루엔자이지만 이 '감기'도 바이러스로 일어난다. 감기의 제왕인 인플루엔자 바이러스의 정체를 여기서는 가능한 한 알기 쉽게 설명해 가도록 하겠다.

인플루엔자 바이러스에는 A, B, C 세 가지 형(型)이 있다. 이 가운데 유행의 횟수와 규모가 압도적으로 많은 것이 A형이다. B형은 때때로 유행하고, C형은 거의 유행하지 않는다.

이 세 가지 바이러스는 증상엔 다소 차이가 있어도 많은 공통점이 있다. 그렇지만 감염이나 항체에 관해서는 전혀 무관하며, 형(型)이 다르면 항체는 어떠한 도움도 되지 않는다. 그대로 동형(同型)이 몇 개의 아형(亞型)으로 나눠지고, 동아형(同亞型) 같은 것이 또 몇 개의 이형(異型)으로 나눠지므로 동형(同型)이라도 아형(亞型)이나 이형(異型)이 다르면 항체가 쓸모없게 된다. 이것은 바이러스의 항체 구조가 때때로 변화하기 때문인데, 특히 A형은 매년 조금씩 변화하고, 또 10년 간격 정도로 크게 변화한다고 하는 식으로 변화무쌍한 양상을 나타내고 있다.

인플루엔자 바이러스의 발견은 A형이 1933년, B형이 1940년, C형이 1949년이지만, 이 세 가지형이 다 나온 후의 유행을 조사해 보아도 아시아 감기, 홍콩 감기라는 2가지 대유행은 둘 다 A형 바이러스에 의한 것이다.

항체가 효과가 없어지는 것은 바이러스가 형을 바꾸기 때문

바이러스의 항원 구조는 어떻게 변화하는가, 여기에서이제 좀 자세히 짚어보기로 한다.

인플루엔자 바이러스는 직경이 약 1만분의 1㎜라는 작은 생물이다. 그림에도 나타나듯이 중심부는 바이러스의 유전자인 핵산(核酸)이 단백질과 결부된 형을 하고 있고, 그 주위를 엔베로프(막;膜)이 둘러싸고 있다.

막의 표면에는 가시같은 돌기물(주로 단백질)이 많이 나 있고, 가시는 다음의 두 종류로 나눠진다. 하나는 적혈구를 응집(凝集)시키는 작용을 가진 적혈구 응집소항원 (HA항원), 또 하나는 효소의 작용을 가지는 뉴라미니테스항원(NA항원) 이다.

우리들의 몸이 인플루엔자의 항체를 만들 때는 이 두 종류의 항원이 일종의 표적으로 사용된다.

그렇지만 성가신 것은 이 두 종류의 항원은 자주 변화하고, 그 때문에 항체가 효과가 없는 상태도 생긴다.

1957년 아시아 감기에서는 지금까지 있었던 A형 바이러스가 HA항원(이하부터 H항원이라고 표시)과 NA항원(이하부터 N항원으로 표시)은 모양을 바꾸어 세계적으로 대유행이 되었다. 1968년의 홍콩 감기에서는 N항원은 똑같지만 H항원이 완전히 바뀌어 있었다.

인플루엔자 바이러스의 구조

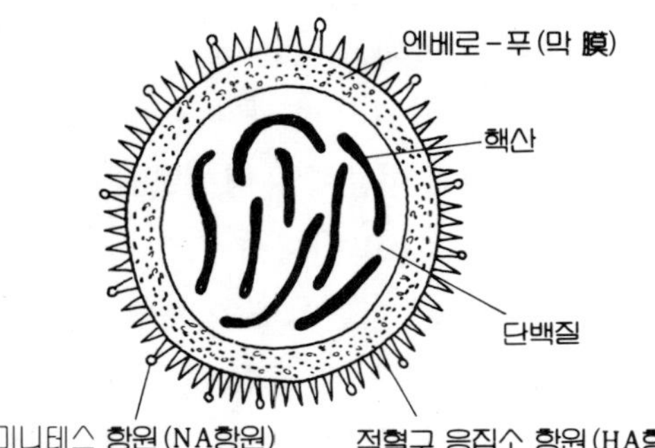

이렇게 인플루엔자의 세계적인 유행은 H항원이나 N항원이나 혹은 두 쪽이 다 바뀌고 말았을 때에 일어난다.

인플루엔자 바이러스의 H항원과 N항원은 이러한 대변화 이외에도 매년 조금씩 변화하고 있다. 인플루엔자의 소유행(小流行)이 매년 일어나는 것은 그 때문이다.

인플루엔자 바이러스의 형(型)을 대충 설명하면, A형, B형, C형의 차이는 바이러스 중심부의 차이나 N항원의 차이라고 말하게 된다. 그것에 대해서 같은 아형(亞型) 중에 이형(異型)의 차이는 H항원, N항원의 어느 하나가 또는 두 가지 모두 조금씩 다르다고 말할 수 있다.

왁찐의 효과는 찬반양론(贊反兩論)

인플루엔자에는 예방 왁찐이 있다. 그러나 그 효과의 정도는 찬반양론으로 나뉘어 확실하지 않다.

인플루엔자 왁찐은 그 해에 유행할 것이다라는 형(型)을 예측하여 만들어진다. 그것은 초여름에 유행했던 형(型)이 그 겨울에도 유행하는 경우가 많고, 미리 왁찐을 만들어 두지 않으면 유행의 절정기에 맞출 수 없기 때문이다.

그렇지만, 이전의 왁찐은 그 해의 2~3월경에 유행했던 바이러스의 뿌리를 사용하고, 그것이 왁찐의 효과가 없는 한 원인이라고 말하고 있다. 그래서 1986년부터 초여름에 ,유행했던 뿌리를 사용하게 되었고 그 유효율(有効率)도 높았다고 한다.

의사 사이에서도 건강한 어린이나 어른에겐 왁찐이 필요없다는 의견이 대부분이다. 단지 기관지 천식 등처럼 호흡기 질환이 있는 어린이나 노인이 인플루엔자에 걸리면 중병이 되기 쉽고, 왁찐을 접종하면 호흡기의 합병증을 예방할 수 있으므로 필요하다고 말하는 것이다.

지금 현재로서는 어느 쪽에도 손을 들지 않지만, 만약 왁찐을 접종한다고 하면 시간을 선택하지 않으면 안된다. 이렇게 말하는 것은 인플루엔자의 왁찐은 3~4개월 동안밖에 효과가 지속하지 않으므로 너무 빨리 접종하면 유행의 절정기엔 항체(抗體)가 떨어지고 말기 때문이다.

인플루엔자는 보통 서쪽에서 동쪽을 향해 유행한다. 왁찐을 찍고자 하는 사람은 항체의 절정과 유행의 절정이 맞도록 의사와 잘 상담하도록 한다.

제철 식품을 충분히 먹고 저항력을 기르도록

왁찐으로조차 결정타가 되지 않는 이상, 인플루엔자에는 이것이야말로, 라고 하는 예방책이 없다. 감기 증후군과 마찬가지로 저항력을 기르고 일단 감기에 걸려 버렸다면, 안정을 취하는 흔한 방법이실은 가장 효과가 있다.

저항력을 기르는 방법으로는 우선 영양의 균형을 맞춘 식사를 정확

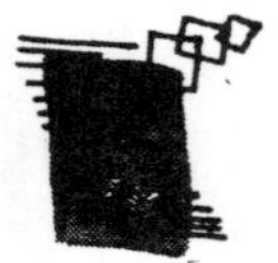

감기에 효과가 있는
민간약과 만드는 방법 ④

금귤의 조청 졸임

금귤에는 비타민C가 100g중 43mg으로 들어있으며 이외에도 비타민C의 작용을 높이는 후라보노이트(옛날에는 비타민P라고 불러 왔다)도 포함되어 있다. 따라서 생(生)으로 베어 먹으면 코나 점막의 저항력을 높이는데 도움이 되고, 꿀에서 끓여 조청 조림으로 하면 목의 가르랑거림이나 통증을 억제하고, 가래를 떨쳐버리는데 좋다고 말한다. 꿀은 흡수가 빠른 고(高)칼로리 식품으로 미네랄도 풍부하기 때문에 몸의 조화를 조절하는 데에 도움이 된다. 출회(出回)하고 있을 때에 만들어 두면 보존이 가능하다.

• **만드는 방법**

금귤 300g을 잘 씻어 세로로 잘린 곳을 손질한다. 이것을 냄비에 넣고 따끈따끈한 물을 넣어 강한 불에 올린다.

4~5분 동안 팔팔 끓으면 꺼내어 그 속에서 씨를 제거한다. 금귤을 다시 냄비에 넣고 꿀 3/4컵을 넣은 다음, 약한 불에 졸인다. 부드럽게 되면 불을 끄고 뜨거울 때 병에 옮긴다.

그대로 빨아먹든가, 3~4개를 즙과 함께 찻잔에 넣고 따뜻한 물을 부어 따뜻한 즙으로 먹는다. 꿀 대신에 금귤과 같은 양의 설탕을 넣고 졸여도 똑같은 효과를 기대할 수 있다.

히 하는 것이다.

특히 피부나 점막을 정상으로 유지하는 작용이 있는 비타민A, 비타민B_2·B_4, 나이아신, 비타민C, 비타민E 등이 부족하지 않도록 신경을 쓴다. 겨울은 이들 비타민을 많이 포함하고 있는 푸른 채소류, 감귤류, 연어, 고등어, 굴(조개) 등의 계절이다. 제철 식품을 중심으로 한 메뉴야말로 인플루엔자를 이겨내는 식사라고 할 수 있다.

또 건포마찰(마른 수건 마찰), 냉수마찰, 체조, 스포츠 등도 피부나 점막을 단련하는 데 도움이 된다. 체력을 생각해서 무리하지 않도록 하는 동시에 즐겁게 몸을 단련시키자.

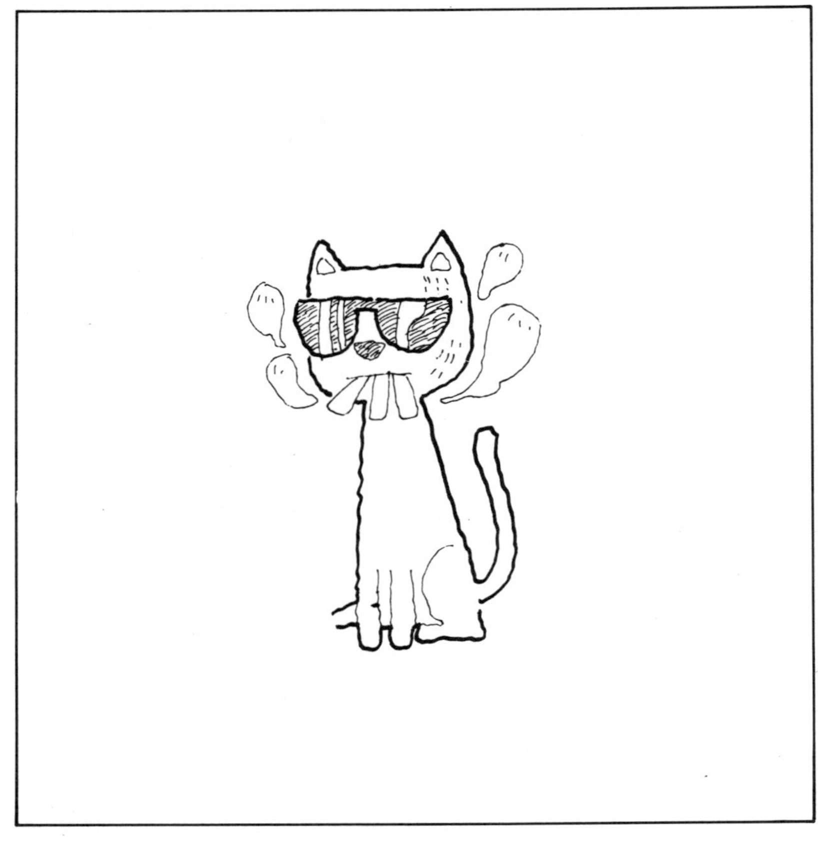

1 감기와 혼동하기 쉬운 성가시고 위험한 질병

코 알레르기, 만성 부비강염 등 코의 질병

재채기, 콧물, 코막힘으로 고생하는 '코 알레르기'

코 알레르기(알레르기성 비염이라고 한다)란, 알레르기 반응 때문에 비강(鼻腔)의 점막에 염증이 일어나고, 재채기, 콧물, 코막힘 등의 염증이 나타나는 질병이다. 항원(알레르기 반응을 일으키는 원인물질)이 되기 쉬운 것은 하우스 다스트라고 불리는 집안의 먼지, 꽃가루, 곰팡이이며, 특히 하우스 다스트 안에 있는 효오다니와 초봄에 흩날리는 삼나무의 꽃가루로 알레르기를 일으키는 사람이 많다.

코 알레르기의 증상은 코감기나 젊은 사람이 스트레스 등을 동기로 일으키기 쉬운 혈관운동성(血管運動性) 비염과 아주 비슷하지만, 콧물 속의 백혈구를 조사하기도 하고 항원이라고 생각되는 엑기스(약이나 음식의 유효 성분을 빼내서 진한 액체로 한 것)에 대한 피부의 반응을 보는 검사 등으로 진단이 나온다.

치료로는 항원을 조금씩 조사하면서 몸을 항원에 순응시켜 가는 감감작요법(減感作療法), 항히스타민제나 예방약 복용, 예방약을 전용하는 기구로 분무흡입(噴霧吸入) 하는 방법 외에 소청룡탕(小青龍湯)이라는 한방약도 자주 사용한다.

코 안의 구조

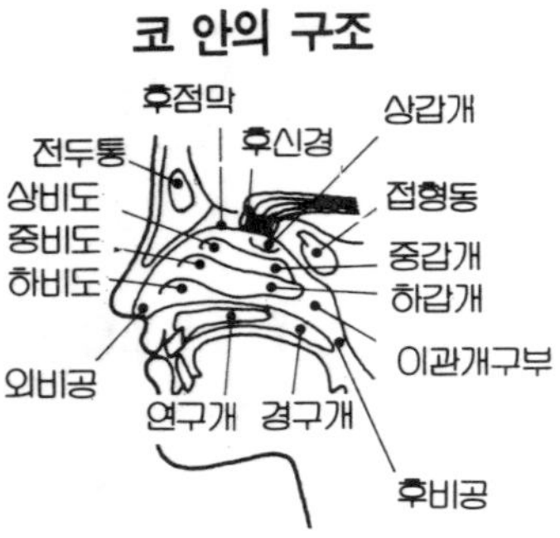

그러나 발작을 일어나기 어렵게 하기 위하여 곰팡이가 늘지 않도록 꼼꼼하게 청소하고, 침구나 방석을 일광에 말리며, 애완용 동물을 기를 때는 청결히 하는 등 생활상의 주의도 필요하다. 또 동물성 단백질을 너무 섭취하면 알레르기 반응을 일으키기 쉬운 체질이 된다고 한다.

누런 코즙이 언제까지도 가시지 않는 '만성부비강염 (慢性副鼻腔炎)'

비강의 주위에는 상악동(上顎洞), 사골봉소(篩骨蜂巢 ; 사골동), 접형동(蝶形洞), 전두동(前頭洞)이라는 4종류의 공동(空洞)이 있고, 일괄하여 부비강(副鼻腔)이라 부르고 있다. 여기에 만성적인 염증이 일어나면 황색의 끈적끈적한 코즙이 나오고, 그것이 목구멍 쪽까지 흘러가기도 하여 코막힘, 두통, 염증이 있는 부근까지 압박되는 듯한 느낌이 된다. 이것이 만성부비강염 (慢性副鼻腔炎)이고, 점막의 부기가 심해지면 코즙이나 고름이 비강쪽으로 흘러가지 않게 되며 부비강(副鼻腔) 안에 고름이 쌓인 '축농증'의 상태가 된다.

감기와 직접 관련이 있는 셈은 아니지만, 감기 뒤에 황색 코즙이 며칠 동안 계속될 때는 이비인후과의 진찰을 받도록 한다.

천식, 폐암 등 기관지·폐의 질병

알레르기 체질인 사람이 걸리기 쉬운 '기관지 천식'

계속해서 기침을 하는가라고 느끼면, 목에서 가르랑거리는 소리나 피리소리를 동반한 호흡이 되고, 호흡곤란에 빠지는 발작을 반복해서 일으키는 질병이 기관지 천식이다. 발작의 예고로서 재채기와 콧물이 나오는 경우도 있고, 발작이 가라앉을 때는 기침과 동시에 끈적거림이 있는 가래가 나온다.

기관지 천식은 체질과 관계가 깊고, 코 알레르기나 아토피성 피부염이 있는 사람 또는 양친이나 형제, 조부모가 이 두 가지 질병이나 기관지 천식에 걸려 있는 사람에게 일어나기 쉽다. 어린이 기관지 천식은 6세경에서 시작하는 경우가 많고, 점차 성장함에 따라서 발작이 일어나기 어려운 어린이가 적지 않다. 특히 밖에서 놀거나 수영 등으로 몸을 단련하면 발작을 일으키기 어렵게 된다.

작은 발작인 경우는 물을 마시게 함으로써 가라앉히는 경우도 있지만, 기관지 확장제를 복용하거나 흡입약을 사용해야만 하는 경우도 있다. 한번 발작을 일으키면 소아과, 알레르기과, 호흡기과 등의 진찰을 받고, 항원(抗原)을 확실하게 하거나 약의 사용법을 지도받도록 하자.

또한 하우스 다스트, 효히다니, 애완용 동물의 깃이나 털, 메밀겨 등이 항원이 되기 쉬우므로 꼼꼼히 청소하고, 애완용 동물을 키우지 말며, 메밀겨 베개를 사용하지 않는 배려도 필요하다.

고름같은 가래가 장기간에 걸쳐 나오는 '기관지 확장증'

기관지 확장증(氣管支擴張症)이란, 기관지의 벽이 약해지고 확장된 상태가 오랫동안 계속되는 질병이다. 어린이는 폐렴, 기관지염, 홍역 등이 원인이 되는 경우가 많고 어른은 폐결핵 뒤에 일어나는 경우가 많다고 한다.

주된 증상은 기침, 고름 같은 가래, 혈담(血痰), 객혈(喀血), 호흡곤란, 가르랑거림 등을 동반하는 경우도 있다. 내과적인 치료가 필요하지만 가래가 많을 때는 배에 이불을 꼭 대고, 머리를 낮게 하여 엎드리면 가래가 나오기 쉽다.

노인에게 많은 '폐결핵'

최근 젊은 사람에게는 매우 적어졌지만, 노인에게서 아직 볼 수 있는 것이 폐결핵이다.

맨처음에는 자각증상이 없고, 어느 정도 진행이 되면 기침, 가래가 많게 되고, 미열, 나른함, 식욕부진 등도 일어난다.

가벼운 증상이면 안정과 항결핵제의 복용으로 대체로 치료되는데, 약은 반년에서 1년 정도 계속해서 먹어야만 한다.

결핵균은 비말감염(飛沫感染)하므로 완전히 예방할 수는 없다. 그래서 매년 1회는 흉부(胸部) 엑스레이를 촬영하고 자각증상이 없을 때 발견하는 것이 필요하다.

갓난아기인 경우는 투베르쿨린 검사를 받고, 음성이면 BCG를 접종하고, 양성이면 발병예방을 위하여 항결핵제를 먹는다.

애연가가 조심해야 할 '폐암'

최근 증가하고 있는 암의 하나이다.

폐암 중에는 폐의 입구의 굵은 기관지에 생기는 암과 기관지가 가지가 나뉘어져 가느다랗게 된 부분에 생기는 암이 있다. 굵은 기관지에 생기는 암은 일찍부터 자각증상이 쉽게 나타나 발견하기 쉽지만, 가느다란 기관지에 생기는 암은 조기단계에서는 자각증상이 거의 나타나지 않는다.

초기에 나타나는 자각증상으로는 마른 기침, 끈기 있는 강한 고름 같은 가래, 피가래 등이 많이 보인다. 열, 기침, 가래가 나오고 폐렴같은 증상이 되는 경우도 있다.

이들 증상은 모두 감기 증상과 아주 비슷하다. 40세 이상인 사람이

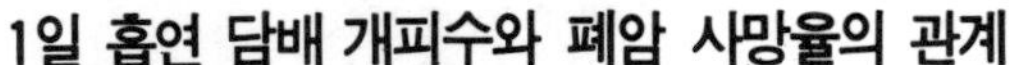

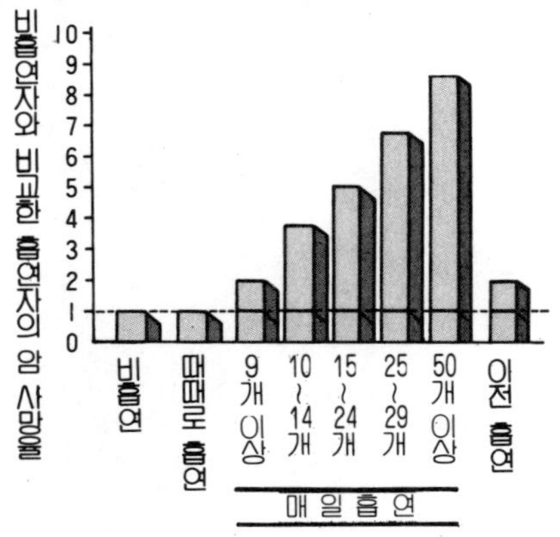

기침을 오래 끌 때는 폐암 검사를 받아보는 쪽이 좋을 것이다. 가느다란 기관지에 생기는 암은 엑스레이 촬영으로 발견하기 쉽지만, 굵은 기관지에 생기는 암은 조기라면 세포진(細胞診)이라 불리우는 방법으로 가래 속의 세포를 조사하기도 하고 기관지경으로 기관지 안을 들여다 보아 찾는다.

치료의 중심은 수술이지만, 방사선이나 제암제(制癌劑) 등도 사용된다.

폐암은 최근 끽연(喫煙)과 대기오염, 특히 끽연과 관계가 깊다고 지적되고 있다. 하루에 피우는 담배 개비 수가 많고 계속 피운 년수가 긴 만큼 폐암에 걸리기 쉬우며, 금연을 하면 걸리기 어렵게 된다. 담배는 피운 본인만이 아니고 그 사람 근처에서 연기를 들이마신 사람까지 폐암에 걸릴 확률이 높아지는 것도 알고 있는 사실일 것이다.

폐암은 40세를 지날 때 쯤이면 많이 발생하게 된다. 금연과 동시에 흉부 엑스레이나 세포진을 받아 조기 발견에 노력하자.

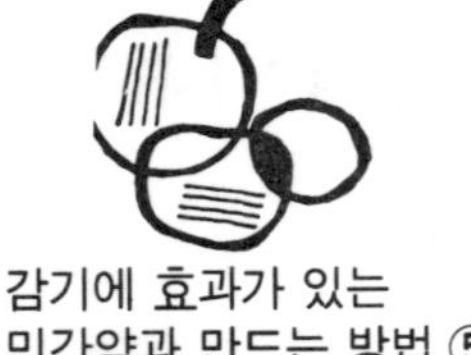

감기에 효과가 있는
민간약과 만드는 방법 ⑤

말린 모밀 잣밤나무 달인 즙(汁)

말린 모밀 잣밤나무 5개를 4~5컵의 물에 담근다. 모밀 잣밤나무가 부드럽게 되었을 때, 약한 불에 올리고 반이 될 때까지 졸인다. 이 졸인 즙에 꿀을 조금 넣어 마신다.

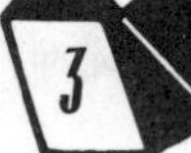

홍역, 풍진(風疹), 유행성 이하선염(耳下腺炎) 등 어린이 질병

심한 기침이 1~2개월이나 계속되는 '백일홍'

백일홍균의 감염으로 일어나고, 심한 기침이 1~2개월, 때로는 3개월 가까이나 계속되기 때문에 이름 붙여진 것이 이 백일홍이다. 감염되면 1~2주 동안의 잠복기간 후에 재채기, 콧물, 기침, 미열 등의 증상이 나타난다. 이 상태가 1~2주 동안 계속되며, 이 기간 동안은 거의 감기와 구별이 안된다.

그러나 점차 기침만이 격심해지는데, 짧고 마른 특징을 가진 기침이고 얼굴이 새빨갛게 되는 격심한 기침을 한다. 결막(結膜)도 충혈되어 시뻘겋게 된다.

기침이 계속되므로 숨쉬기가 힘들게 되고, 기침이 멈추면 휴, 하는 소리를 내면서 숨을 들이마시고 또 심한 기침이 계속 나온다. 괴로움 때문에 토하기도 하고 경련을 일으키는 경우도 있다. 기침 후에 끈기가 있는 가래가 나오는 경우도 있다. 갓난아기인 경우, 호흡이 멈출 수도 있다. 기침의 발작은 야간에 많으므로 토할 것을 예상하고 잠자리에 들기 전에 우유를 약간 적은 듯하게 마시기도 하고, 진해제, 진정제, 진토제(鎮吐劑) 등을 먹기도 한다.

발작이 일어나면 앉아서 안정을 취하고, 호흡이 멈추었을 때는 흔들기도 하고 엉덩이를 두들겨서 자극을 준다. 병실은 실온을 20℃ 정도로 유지하고, 습도를 높게 하며 담배를 피우거나 먼지를 일으키지 않도록 하고 조용하게 잠들 수 있게 한다.

백일홍에는 파상풍, 디프테리아와 함께 3중 혼합이 된 예방 왁찐이 있지만, 집단접종은 2세부터이다. 보육원에 들어갈 경우는 집단접종을 기다리지 말고 빨리 개별적으로 접종해 두도록 한다.

두 번째 발열과 동시에 발진이 나는 '홍역'

마진(麻疹) 바이러스에 감염되어 10일 전후로 38℃ 정도의 열과 함께 재채기, 콧물, 기침, 눈꼽이 나오며, 부석부석해서 졸린 얼굴이 된다. 이런 증상을 카타르(Katarrh ; 독일어)라고 하고 이 시기는 감기와 착각할 수 있는 경우도 있다.

카타르 증상이 나타난지 3~4일이 되면 열은 일단 내려가지만 그 후 다시 올라가는 동시에 귀 뒤나 아래 부근부터 발진이 나타난다. 발진이 있기 1~2일 전에 볼의 안쪽이나 잇몸 주위가 빨갛고 하얀 반점이 몇개 정도 나타난다. 이것이 코프리코반이고, 발진이 나기 전에 홍역을 알아내는 방법이다.

발진은 다시 이마, 가슴, 등, 배, 허리, 손, 발의 순서로 넓혀진다. 발진의 색이나 모양은 날이 지남에 따라 작은 선홍색이었던 것이 크게 번창해 나가 적갈색이 되고 발진과 발진끼리 달라붙는다.

열은 두 번째로 오르면서부터 4~5일이면 서서히 내려간다. 콧물이나 기침은 잠깐 동안 계속되는 경우도 있다. 발진 후에는 차색의 색소

침착이 당분간 남는다.

병실은 실내온도 20℃ 전후, 습도 60% 전후로 약간 높게 하고, 때때로 신선한 공기를 넣어 준다. 식욕이 없는 동안은 소화에 좋고 칼로리가 높은 것을 주면 좋지만, 무리하지 말고 수분만은 부족하지 않도록 신경을 쓴다.

홍역은 약 10일 정도 걸린 다음, 기관지염, 폐렴, 중이염(中耳炎) 등을 합병하기 쉬우므로 열이 내려가고도 2~3일 동안은 외출은 삼가하도록 한다.

홍역은 비말감염(飛沫感染)이다. 더구나 대단히 감염력이 강하므로 홍역에 걸린 어린이와 같은 방에 있는 것만으로 병이 옮는다. 형제 가운데 누군가가 홍역에 걸렸다는 사실을 알게 되었다면 1명은 감염된 것이라고 할 수 있지만, 감염된지 6일 이내라면 감마글로블린을 주사하면 발병을 예방할 수도 있다. 유효기간은 1개월이다.

단 나중에 반드시 예방 접종을 맞아둔다.

발열 · 발진 · 임파절이 붓는 '풍진'

풍진 바이러스의 감염에 의해 어린이에서부터 국민학생까지 걸리기 쉬운 가벼운 질병이다. 발열, 발진, 귀 뒤나 목의 임파절이 붓는 증세가 보인다. 임신 초기인 여성이 걸리면 갓난아기에게 장해가 일어날 확률이 많다. 현재 중학생인 여자에게 예방접종이 행해지고 있는데, 점점 홍역, 유행성 이하선염과 함께 3종 혼합으로 어린이에게 실시될 예정이다.

갑자기 고열로 시작되는 '돌발성 발진'

갑자기 고열로 시작되는 질병으로, 39~40℃ 정도의 고열이 되기도 한다. 열은 3일 정도 계속되고, 열이 내려가는 동시에 가슴, 등, 배에 분홍색의 작은 발진이 나타나며, 발진은 전신으로 퍼진다.

2세까지의 어린이에게 많고, 고열에 비해서 원기가 있으나 설사를 동반하고, 질병이 나은 후에도 설사로 오래 끄는 경우도 있다.

귀 아래가 붓는 '유행성 이하선염'

감기라는 이름은 붙어 있지만 감기의 중간은 아니고, 정식으로는 이하선염(耳下腺炎)이라 하고 어린이로부터 국민학생에게 많은 질병이다.

2~3주 동안의 잠복기 후에 귀 밑에서부터 턱에 걸쳐서 붓고 가벼운 고통을 동반한다. 열은 나도 37~38℃ 정도이고, 턱의 부기도 2~3일 동안에 빠진다. 단 수막염(髓膜炎), 뇌염을 합병하는 경우도 있고, 사춘기 이후에 걸리면 고환염(睾丸炎)이나 난소염(卵巢炎)을 일으키고 불임의 원인이 되는 경우도 있다.

중이염이나 신염(腎炎)을 합병하기 쉬운 '용연균감염증(溶連菌感染症)'

A군 용연균으로 일어나며, 어린이부터 국민학생에게 많은 질병이다. 증상은 39℃ 전후의 열과 몸의 일부분에 발진, 두통 또는 편도가 붓거나 목의 통증 등이다. 합병증으로는 중이염, 신염(腎炎)을 합병하는 경우가 있고, 항생제(抗生劑)를 꼭 먹는 것이 필요하다.

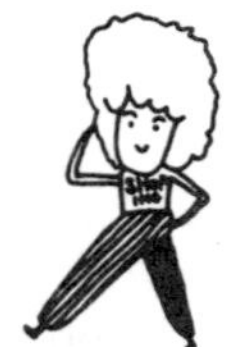

병원에서 받는 약은 시판약과 다르다

약에 따른 대증요법이 치료의 중심

병원에서 하는 감기 치료는 투약(投藥)이 중심이다. 그러나 유감스럽지만 현재 감기의 특효약은 없다.

반복하여 서술해 왔듯이 감기는 바이러스의 감염으로 일어나는 질병이다. 세균 마이코푸라스마나 크라미지아 등의 미생물에는 항생제라는 특효약이 있지만, 바이러스에 대한 특효약은 아직 개발되어 있지 않다.

바이러스로 일어나는 질병이 모두 그렇듯이, 감기의 치료도 대증요법(對症療法)에 지나지 않는다. 감기를 고치는 것은 어디까지나 본인의 체력인 것이다.

의사가 사용하는 약도 열이나 통증이 있을 때는 해열진통제, 재채기나 콧물이 있는 때는 항히스타민제 등 이렇게 기본적인 것은 가정약과 똑같다.

그러나 약에는 의사용과 가정용이 있고, 의사가 주는 약 중에는 약국에서는 살 수 없는 것도 있다. 부작용이 예상되는 약이라도 그 부작용을 억제하는 작용을 갖고 있는 약을 동시에 처방하는 등, 사용

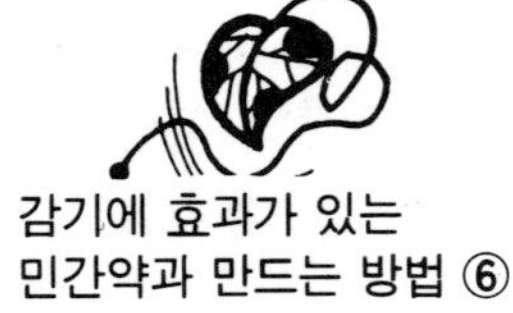

감기에 효과가 있는
민간약과 만드는 방법 ⑥

매실 장아찌 검게 쪄서 구운 탕과 매실초탕

중국에서 전래했던 매실은 옛날부터 '삼독(三毒 ; 음식의 독, 피의 독, 물의 독)'을 없앤다고 하여 여러 가지 민간약에 이용되어 왔다.

매실에는 구연산을 비롯하여 몇 가지 유기산(有機酸)이 많이 포함되어 있다. 이들 유기산에는 위산의 분비를 촉진시키고 당질로부터 에너지가 뽑아 내질 때에 대사를 촉진하는 작용이 있다. 그렇기 때문에 매실은 식욕증진 역할, 소화의 보조 역할, 피로회복의 역할을 하고, 감기의 민간약으로서도 사용되어 왔다.

매실 장아찌를 검게 쪄서 구운 탕(湯)은 초기 감기에서 몸을 따뜻하게 하고 싶을 때, 매실초탕은 구토증세가 있을 때에 유효하다.

• 매실 장아찌 검게 쪄서 구운 탕 만드는 방법

매실 장아찌 2개를 후라이팬에서 검게 그을 때까지 굽는다. 이것을 찻잔에 넣고 생강 간 것을 조금 넣은 후에 간장을 넣은 다음, 뜨거운 물을 붓는다. 매실 장아찌의 과육(果肉)을 풀어서 마신다.

• 매실초탕 만드는 방법

매실초(매실 장아찌를 담가두면 나오는 즙)를 큰 숟가락으로 2개 찻잔에 넣고 뜨거운 물을 부어 마신다. 매실초가 없을 때는 매실 2개를 뜨거운 물에 풀어서 해도 좋다.

방법에도 차이가 있다.

병원에서 주는 약은 가정약과 어떤 점이 다른지 또 의사의 처방을 받을 때는 어떤 점에 주의해야 하는지 등에 대하여 간추려서 설명해 보자.

종합감창약은 거의 사용하지 않는다

가정에서 가장 많이 사용되는 감기약은 종합감창제(感晶劑)이지만, 병원에서는 별로 사용하지 않는다. 종합감창제는 가능한 한 많은 사람이 가능한 한 대부분의 증상에 사용하도록 만들어진 기성품 (ready made)의 약이다.

감기는 다채로운 증상이 나타나는 질병이기 때문에 증상별로 약을 가정에 모두 상비해 두기는 무리한 이야기다. 그 점에서 종합감창제라면 감기의 대부분의 증상에 사용할 수 있다. 눈 깜짝할 사이에 알맞는 약을 상비해 두기에는 안성맞춤인 것이다.

그러나 의사는 환자 각자의 다른 증상을 구분하기도 하고, 체질이나 병력(病歷) 등을 감안하면서 말하자면 맞춤 감기약(기성약)을 만든다.

2가지 이상의 증상이 있는 경우에는 각각의 증상에 효과있도록 2종류 또는 3종류의 약을 준다. 의사용인 종합감창약이 없지는 않지만 이상과 같은 점에서 종합감창약은 별로 사용하지 않는다.

의사가 처방하는 해열진통제와 시판약과의 차이

열이 있을 때나 두통, 관절통 등 통증이 있을 때에 사용하는 약은 가정약과 같은 해열진통제(解熱鎭痛劑)이다. 해열진통제 중에서 어떤 약을 사용하는가는 의사의 기호도 있지만, 아세트아미노휀,

아스피린, 메훼나므산, 인도메타신, 스루피린(피린계) 등이 많은 것 같다.

아세트아미노헨은 위장 장해도 적고 어린이가 바이러스에감염되었을 때 일어날 수 있는 라이 증후군에 악영향을 줄 걱정도 없으므로 어른 뿐만 아니고 어린이의 좌약으로서도 자주 쓰이고 있다.

아스피린은 체온을 조절하고 있는 체온 중추에 작용하여 열을 내리기도 하고 통증이나 부기를 유발하는 푸로스타그란덴 (호르몬 같은 물질)의 합성을 조장함으로써 통증을 억제하는 작용이 있다고 한다. 옛날부터 널리 사용되고 있는 안전한 약이다.

그러나 위(胃)의 장해를 동반하는 경우가 있어 위가 약한 사람에게는 제산제(制酸劑)도 함께 처방되는 것 이외에 라이 증후군에도 관계가 있다고 말하고 있기 때문에 어린이에게는 해열제로서는 그다지 사용하지 않게 되었다.

메훼나므산, 인도메타신도 아스피린과 똑같은 작용을 가지는 약이다.

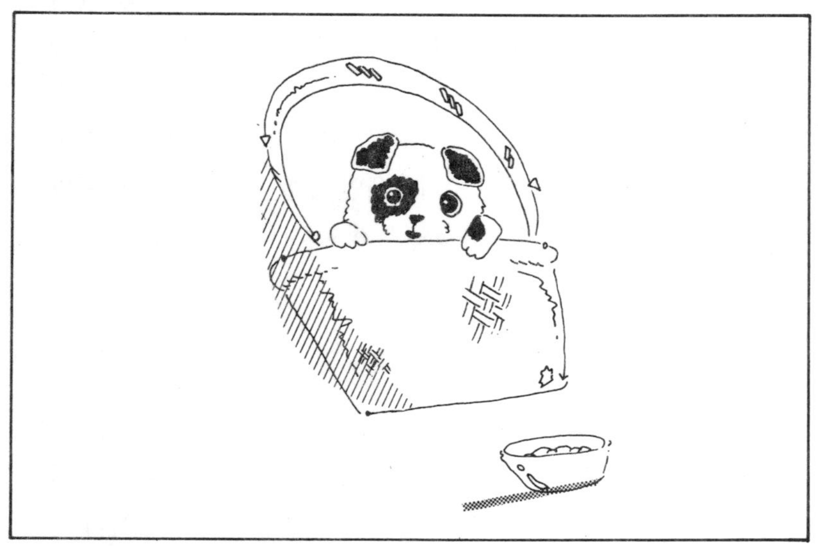

피린계 약은 잘 낫는 사람과, 체질적으로 알레르기 반응을 일으키는 쇼크 상태가 되는 사람이 있으므로 사용하기 전에 당연히 의사쪽에서 체질을 물어본다.

체질적으로 건강하다고 확신하는 사람 외에는 다른 약으로 받는 편이 좋을 것이다. 약국에서 팔리고 있는 해열진통제 중에도 이소푸로피르 안티피린이라는 피린계 약이 들어간 것이 있는데, 이것은 대단히 안전성이 높다고 한다.

그런데 의사가 내주는 약은 가정약보다 양이 많지만 해열진통제만은 양이 같다.

치료를 받을 때는 가정에서 사용한 약을 보고하는 것이 원칙인데, 특히 해열진통제인 경우에는 보고하는 것을 잊어서는 안된다.

코 감기에 처방하는
항히스타민제

재채기, 콧물, 코막힘에는 항히스타민제가 사용된다. 히스타민은

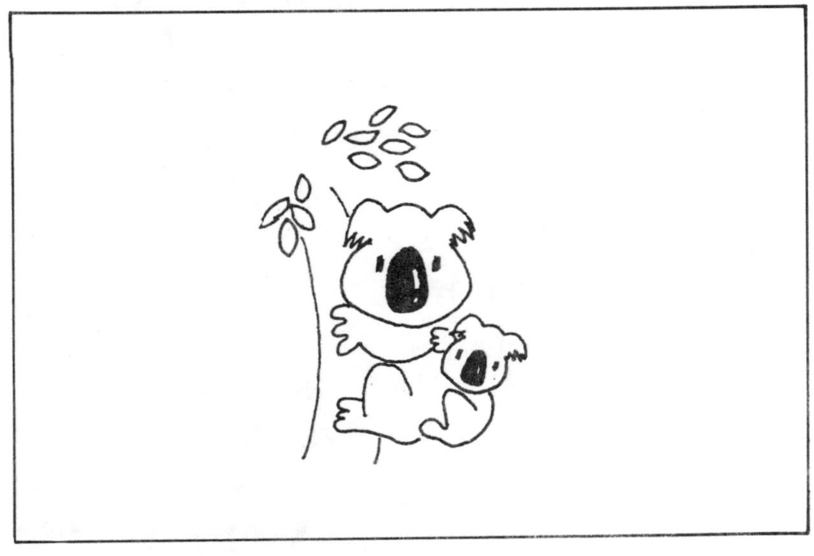

알레르기 반응이나 염증을 일으켰을 때에 체내에서 나오는 물질로 비점막에 있는 세푸타(수용체 ; 受容體)와 연결되면 재채기, 콧물, 코막힘이 일어난다.

그래서 히스타민보다 먼저 래세프타와 연결함으로써 히스타민이 래세프타와 결합하는 것을 조해(阻害)하고 증상을 억누르려고 하는 것이 항히스타민제의 작용이다.

대표적인 항히스타민제는 말레인산 콜로르페니라민이고, 이것은 가정약에도 들어 있다.

지휀히드라민, 아리메진, 강산사이프로 헤프타민도 사용되지만, 감산사이프로헤프타민에는 부작용(副作用)으로서 식욕을 증진시키는 작용이 있어 어린이에게는 자주 사용된다.

어느 것이든 의사가 주는 항히스타민제는 가정약에 비하면 양이 훨씬 많으므로 코의 증상이 심하고, 치료하기 어려운 사람은 빨리 병원으로 가면 좋을 것이다.

항히스타민제에는 잠을 유도하고 입이 마르는 등의 부작용이 있지만, 별로 잠이 오지 않는 약도 있다. 잠을 자면 곤란한 사람은 의사와 상담하도록 한다.

또 녹내장(綠內障)이나 전립선 비대(前立腺肥大)인 사람, 정신안정제를 복용하고 있는 사람은 주의가 필요하다. 알콜류를 마시는 것은 금물이다.

기침, 가래약은 증상에 따라 사용하는 약이 다르다

기침이나 가래를 완화하는 것에 사용하는 약은 가정약이 소위 작용을 가지는 성분을 조금씩 합쳐 만들어진 것에 비해 의사가 주는 약은 작용이 확실히 나뉘어져 있다. 중추성 진해제(中樞性鎭咳劑), 기관지확장제(氣管支擴張劑), 거담제, 소염효소제제 (消炎酵素製劑) 등이라

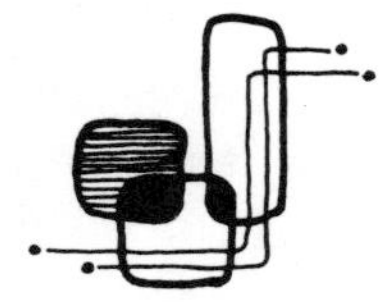

감기에 효과가 있는
민간약과 만드는 방법 ⑦

파 · 마늘탕

파, 양파, 마늘, 부추 등에 들어 있는 유화(硫化) 아리우에는 강정작용(強精作用)이 있다고 알려져 있다. 유화(硫化) 아리우란 특유의 냄새가 있는 자극성분인데, 비타민B_1이 부족하면 에너지 대사가 충분히 진행되지 않고 피로해지기 쉬워진다. 결핍 상태가 되면 각기(脚氣)가 된다.

파 등 냄새가 좋지않은 야채는 이 비타민 B_1의 흡수를 높이며 피곤해지기 어렵게 하고, 피로회복을 빠르게 하는 작용이 있다. 옛날부터 이런 야채들이 초기 감기에 사용되어 왔던 것도 에너지 대사를 촉진시키고 빨리 건강을 되찾는 일이 체험적으로 전해져 왔기 때문일 것이다.

● 만드는 방법

파 7~8cm를 잘게 썰고, 마늘 작은 것 한쪽을 강판에 간다. 찻잔에 파와 마늘을 넣고 된장이나 간장으로 맛을 낸 다음, 뜨거운 물을 부어 뜨거울 때에 마신다. 마늘이 싫은 사람은 파만으로도 좋고 마늘이나 부추, 양파만으로도 같은 효과를 낼 수 있다.

고 하는 방식이다.

중추성 진해제란 뇌 속에 있는 중추의 작용을 억제하는 것에 의해 기침을 멈추도록 하는 약이다. 기침에는 기도에 쌓여 있던 가래를 나오게 하는 역할도 있어서 가래가 많을 때는 사용하지 않는 편이 좋을 때도 있다.

특히 가래를 능숙하게 낼 수 없는 갓난아이에 대한 사용은 신중하게 하지 않으면 안되고, 거담작용까지 포함하도록 한 약이 사용된다.

또 기침중추에 작용하는 약 가운데 린산코데인은 마약의 일종이지만 기침이 꽤 심할 때는 사용할 수도 있다.

기관지 확장제는 기관지를 넓힘에 따라 가래를 나오기 쉽게 하는 약으로 그 대표적인 것은 염산(鹽酸) 메칠에훼도린이다.

또 거담제란 기도의 점액의 분비를 증가시킴에 따라 끈기가 강하고 기도에 찰싹 달라붙은 상태로 만드는 작용도 있으므로 가래가 많을 때에 사용된다. 염화(鹽化) 리조팀, 세라치오페푸치 타아제 등이 이 중간이다.

이렇게 작용이 다른 약은 기침이 심하거나 가래의 양, 염증의 정도 등에 따라 나누어 사용된다. 사용하는 양도 가정약에 비교하면 훨씬 많고 종류에 따라서는 5~6배 많아지는 것도 있다.

시판약에는 없는 치료약이란

한편 가정용 약에는 없고, 의사만이 사용하는 약에 항생제인 먹는 약이 있다.

항생제는 주로 세균의 2차감염을 막는 것을 목적으로 사용된다. 특히 6개월 미만의 갓난아기가 감기에 걸렸을 때는 세균감염이 되기 쉬우므로 항생제가 사용된다.

그러나 항생제는 2차감염을 일으킨 세균만이 아니라 대장 내에 스며있는 세균을 죽이기 때문에 장내세균의 균형이 무너져 설사를 일으키는 일도 적지 않다.

그때문에 항생제를 사용할 때는 유산균제제나 소화약을 함께 주는 경우가 있다. 유산균은 장 안에 스며들어 있어 인체의 건강에 도움이 되는 세균이다.

의사가 사용하는 한방약은 이 점이 다르다

한방약도 약국에서 파는 것과 의사가 주는 것은 차이가 있다.

첫 번째 차이는 약효성분의 양이다.

감기약으로서 가장 자주 사용하는 갈근탕(葛根湯)을 예로 들면 가정약은 갈근의 1일 양이 3g 정도이지만, 의사는 8g 정도를 처방한다. 약에 따라서는 4배 정도의 양을 주는 경우도 있다. 또 증상이나 체중에 따라 어떤 생약은 없애기도 하고, 반대로 다른 생약을 첨가하기도 한다.

의사가 주는 한방약 중에는 약국에서 살 수 있는 것과 마찬가지로 과립제(顆粒劑)나 정제(錠劑)로 되어 있는 것도 있지만, 생약 그 자체를 주는 경우도 있다. 과립제나 정제는 약초의 성분을 추출한 엑기스를 과립으로 하기도 하고 딱딱하게 하기도 한 것이다. 한방약은 본래 생약을 달여서 마시는 것이므로 〔개중에는 산제(散劑), 환제(丸劑)도 있지만〕, 달인 쪽이 효과가 높다.

또한 소청룡탕(小青龍湯)을 달이고 있을 때, 그 탕기를 흡입시키면 천식이 멈추는 경우가 있고, 달이는 것 자체도 효과가 있는 경우가 있다.

임신부나 갓난아기가 있는 어머니가 주의할 일

저항력을 떨어뜨리지 않는 주의가 제일 우선

평균 1년에 5~6회 정도 감기에 걸린다는 것은 이장의 첫 부분에서 서술했다. 그렇다면 10개월에 이르는 임신중, 수유중에는 4~5회 정도 감기에 걸린다는 계산이 된다.

감기는 태아에게 장해를 일으킨다는 데이타가 있을 뿐 아니라 임신중에는 사용할 수 있는 약도 제한되고 체력도 소모된다. 감기가 유행하고 있을 때, 특히 인플루엔자가 유행하고 있을 때는 임신하고 있는 여성은 감기에 걸리지 않도록 조심하도록 한다.

밖에서 돌아오면 양치질과 세수를 꼼꼼히 하는 것을 잊어서는 안된다.

그리고 중요한 것은 충분한 휴양과 균형 있는 영양을 섭취하는 일이다. 임신중엔 원래 피곤하기 쉽고 그 피곤이 쌓이면 저항력이 떨어지며, 감기 바이러스에 지기 쉽게 된다. 거실에 소파나 이불을 준비해 두고 피곤하면 곧 눕는다. 직장을 갖고 있는 사람은 특히 수면 부족이 되지 않도록 주의한다.

식사에 대해서는 임신했을 때부터 영양부족이 되지 않도록 신경쓰지만 특히 단백질, 비타민A · B군, C · D · E, 칼슘을 충분히 섭취하도록 한다. 칼로리는 적당히 하고 영양의 밸런스를 맞추도록 노력하자.

또, 온도 차이가 심한 곳을 하루에 몇 번이고 들어왔다 나갔다 하는 일도 저항력을 떨어뜨리는 계기가 된다. 난방이 너무 잘 돼 있어도 좋지 않다. 18℃ 정도에서 따뜻하게 느끼도록 난방하는 요령은 발 끝을 따뜻하게 하는 것이다. 따뜻한 공기는 위쪽에 쌓이므로 선풍기를 이용하여 위쪽의 따뜻한 공기를 아래쪽으로 흘러내리게 해준다.

임신중일 때의 감기약은 한방약이 안심

임신중에 한 두번 감기약을 먹는다고 해서 태아에게 나쁜 영향이 있는 것은 아니지만, 일단 임신하고 있음을 의사에게 말하고 의사에게 약을 받는 것을 원칙으로 한다. 가능하면 주치의인 산부인과 의사에게 상담하도록 한다.

감기의 초기가 휴진일과 겹치기라도 해서 의사로부터 약을 받을 수 없을 때는 한방약을 사용하면 좋다. 한방약이라면 임신중에나 수유중에도 안심하고 복용할 수 있다. 특히 갈근탕은 폭넓게 사용되는 약이고 초기 감기에 즉시 먹으면 발병하지 않고 낫는 경우도 있다. 항상 준비해 두며, 밖에서 일하고 있는 사람은 주머니나 핸드백에 넣어두면 좋다.

또 배가 두드러지게 부르게 되거나 심한 재채기를 하면 배에 힘이 들어가고 파수(破水)할 위험도 있다. 재채기나 기침이 심할 때는 자제력을 독촉하지 않는 의사의 진단을 받도록 한다.

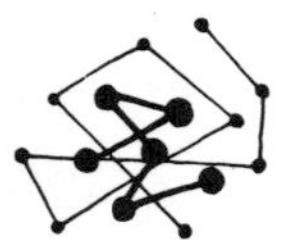

감기에 효과가 있는
민간약과 만드는 방법 ⑧

생강탕, 생강 졸인 즙

생강에는 독특한 매운 맛이 있다. 이 매운 맛의 성분에는 위액(胃液)의 분비를 촉진시키고, 소화흡수를 돕는 작용이 있다. 땀을 내는 작용도 있기 때문에 초기 감기에는 해열제로도 이용된다. 호흡의 기능을 높이기 때문에 기침을 그치게 하기도 하고 가래가 나오는 것을 촉진하기도 하며, 코막힘에도 효과가 있다고 말해지고 있다.

이렇게 여러 가지 약효가 있기 때문에 생강은 한방약에도 이용되고 있다. 한방약의 감기약으로서 대표적인 갈근탕(葛根湯)에도 생강이 들어 있다. 민간약으로서는 생강탕이 대중적이지만, 구토나 식욕부진을 동반하는 감기에는 생강 졸인 즙을 마시면 좋을 것이다. 영국에서도 초기 감기에는 생강차를 마신다.

• 만드는 방법

생강 작은 것 한 조각을 강판에 갈아 찻잔에 넣고 꿀을 큰 숟가락으로 한 숟가락 넣는다. 이것에 뜨거운 물을 붓고 뜨거울 때 마신다.

• 생강 졸인 즙

생강 작은 것 두 조각과 한 컵의 물을 냄비에 넣고 약한 불에 올린다. 반 정도가 될 때쯤 불을 끈다. 이 즙을 하루에 2~3회 마신다.

수유중엔 반드시 마스크를 한다

갓난아기는 모친으로부터 면역(免疫)을 받아 낸다. 그리고 이 면역은 6개월 정도부터 점점 없어지기 시작하여 그 후에는 자신의 힘으로 면역을 획득하여 가게 된다.

따라서 6개월 미만인 갓난아기는 아직 엄마로부터 받은 면역이 있기 때문에 그다지 바이러스 감염증에는 걸리지 않는다.

그러나 모친이 가지고 있지 않은 면역은 받을 수 없었으므로 모친이 걸리는 감기에는 갓난아기도 걸린다.

마스크는 감기 예방에는 그다지 도움이 되지 않지만 재채기나 기침에 의한 비말(飛沫)이 직접 흩어져 날아가는 것은 막을 수 있다. 감기에 걸려 있을 때는 수유중엔 반드시 마스크를 쓰도록 한다.

또 감기에 대한 저항력을 기르기 위해 임신중과 마찬가지로 휴양과 균형을 갖춘 영양에 신경을 쓰도록 한다.

수유중에는 모유가 나오는 분량 이상을 먹지 않으면 안되고, 육아와 가사에 쫓기어서 생활이 불규칙하게 되는 경향이 있다. 갓난아기와 함께 낮잠을 자기도 하고, 남편의 도움을 받아 가능한 한 몸을 쉬도록 해야 한다.

또 감기약에 대한 주의도 임신중과 똑같다.

모유 속에는 알콜에서 담배의 니코친까지 나온다. 마찬가지로 약의 성분도 나온다. 의사에게서 감기약을 받을 수 없을 때는 한방약을 사용하자.

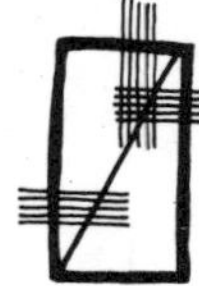

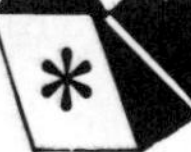

갓난아기의 감기, 어린이 감기는 이 점에 유의한다

갓난아기의 감기는 진행도 빠르지만 회복도 빠르다

갓난아기의 감기는 어른에 비해 진행도 빠르고 증상도 격심하며, 전신상태를 동반하는 경우도 적지 않다. 그러나 일단 회복하기 시작하면 순식간에 좋아지는 것도 어린이 감기의 특징이다.

열도 높아지기 쉽고, 고열이 될 때나 열이 오르기 시작할 때 경련을 일으키는 어린이도 있다. 양친이나 형제가 열성(熱性)경련을 일으킨 경험이 있는 경우에는 어린이도 경련을 일으키기 쉽다.

그러나 열성 경련이 3분 이상 계속되거나 하루에 두 번 이상 일으킨다거나 한 가지 질병으로 두 번 이상 일으킨 적이 없는 한 걱정은 없다. 국민학교 들어갈 즈음까지에는 일으키기 어렵게 된다.

소화기 증상을 동반하기 쉽다

어린이 감기의 특징

- 증상의 진행이 빠르고 회복도 빠르다.
- 전신증상을 동반하는 경우가 많다.
- 고열이 나기 시작할 때는 경련을 일으키는 경우도 있다.
- 설사, 구토 등 소화기 증상을 동반하기 쉽다.
- 발진을 동반하는 경우도 있다.
- 열, 설사, 구토가 겹치면 탈수 증상을 일으키기 쉽다.
- 6개월 미만의 갓난아기는 2차감염을 일으키기 쉽다.

설사, 구토, 식욕부진 등과 같은 소화기 증상(消化器症狀)을 동반하는 경우가 많은 것도 어린이 감기 특징의 하나이다.

특히 갓난아기는 소화기의 발달이 미숙하여 설사를 하기 쉽고, 설사가 오래 계속되는 경우도 있다. 또한 위(胃)도 술병을 세운 듯한 모양을 하고 있어 생리적으로 토하기 쉬우므로 기침을 할 때 토하는 경우도 있다.

열, 설사, 구토가 겹치면 탈수증상(脫水症狀)을 일으킬 위험도 있다. 탈수증상을 일찍 발견하려면 오줌의 양이나 침이 적어지는 것을 기준으로 한다. 탈수상태가 거기서 조금 더 진전할 때 갓난아기는 아주 녹초가 되어 버린다. 이렇게 되기 전에 수분 보급을 충분히 하지 않으면 안된다. 토하거나 설사를 하는 양이 많은 것에 관계 없이 젖이나 물을 별로 먹지 않는 경우에는 곧 병원에 데리고 가야만 한다.

수분의 보급은 흰죽, 보리차, 녹차 등을 차갑게 한 것을 마시는데, 설사나 구토가 심할 때, 알칼리 음료를 마시게 하면 미네랄 보급에 도움이 된다. 감귤류의 과즙은 변(便)을 무르게 하고, 사과의 과즙은 변을 굳히는 경향이 있으므로 설사를 할 때는 사과 과즙을 주는 것도 좋을 것이다.

구토가 심할 때는 수분을 주어도 토한다. 당분간은 아무 것도 주지 말고 위(胃)를 쉬게 한 다음에 작은 사기잔 한 잔 정도의 백탕(白湯)을 주고 괜찮으면 30분 간격 정도로 조금씩 양을 늘려간다. 또 어린이 감기 중에는 발진(發疹)을 동반하는 경우도 적지 않다.

6개월 미만인 아이는 2차감염을 일으키기 쉽다

어린이 감기에서 주의해야만 할 점이 또 하나 있다. 그것은 2차감염을 일으키기 쉽다는 것이다. 기관지염이나 중이염 등 이외에도 때에 따라 수막염(髓膜炎)을 일으키는 경우도 있다.

수막염(髓膜炎)이 되면, 고열, 구토, 경련 등이 일어나기도 하고, 심하게 찡얼거리며 손이라도 닿으면 더욱 더 찡얼거린다. 특히 기저귀 교환이나 고개를 움직이는 것을 싫어하고, 빛에 눈이 부셔하는 증상이 나타난다. 이때는 곧바로 병원으로 데려가야 한다.

6개월 미만의 갓난아기는 유난히 2차감염을 일으키기 쉬우며, 중증(重症)이 되는 경우도 적지 않다.

집에 있을 때가 많은 갓난아기의 감기는 대체로 형이나 누나에게서 옮는다. 형이나 누나가 감기에 걸렸을 때는 갓난아기에게 가까이 가지 않는 쪽이 무난하다. 특히 인플루엔자는 2차감염을 일으키기 쉬우므로 조심해야 한다.

약에 너무 의지해서는 안된다

어린이라고 해도 5~6세가 되었고 지금까지 몇 번이나 감기에 걸렸던 경험이 있는 아이라면 약국에서 산 감기약을 사용해도 좋을 것이다. 이 말은 부모도 어느 정도 어린이의 체질을 알고 있기 때문이다.

그러나 2세 미만인 어린이에게는 가능한 한 의사의 지시가 없는 약은 사용하지 않는 편이 무난하다.

부모가 가장 걱정하는 것은 고열이지만, 열이 높기 때문에 뇌장해(腦障害)가 일어나는 것은 아니다. 소아과 의사는 이외에 다른 증상이 없는 경우, 예를 들면 열이 40℃ 정도가 되어도 응급처치를 하지 않아도 된다고 생각하는 편이다. 때 맞추어 해열진통제에 의지함은 물론이지만, 의사가 준 해열제에 너무 의지하는 것도 생각해 볼 일이다.

약으로 열을 내리게 한다 하더라도 감기가 나은 것은 아니고 바이러스에 열이 있는 동안은 약의 효력이 없어지면 열이 또 올라가는 경우도 있다. 또 만약 감기 이외의 질병이라면 열이 나는 방법도 진단의 임시방법이 되는 수가 있다. 열성(熱性) 경련을 일으키기 쉬운 아이인 경우, 열성 경련은 열이 올라가는 초기에 일어나기 때문에 열이 다시 오를 때에 다시 한번 일으킬 가능성도 있다.

또 좌약(坐薬)으로 사용되는 경우가 많은 해열제도 처음 사용할 때는 규정량의 반 정도로 해둔다. 왜냐하면, 때로는 해열제에 대하여 과민하게 반응하여 열이 너무 내려가는 경우가 있기 때문이다. 6개월 미만인 갓난아기는 그런 경향이 있으므로 아무쪼록 신중히 사용하여야 한다.

진해제(鎭咳劑)도 갓난아기에게는 신중하게 사용해야만 하는 약이다. 기침은 기도에 쌓였던 가래를 배출하기 위한 반사운동으로 필요 이상으로 기침을 못하게 하면 가래가 나오지 않기 때문이다.

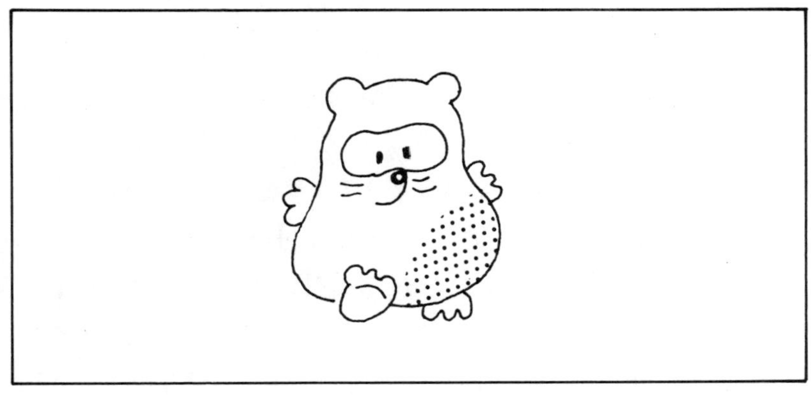

노인 감기에서 주의해야할 점

폐렴을 합병하기 쉬운 것이 제일의 문제

노화의 진행 상태에는 개인차가 크게 관계하고 있지만, 일반적으로 인간의 몸은 25세경부터 노화하기 시작한다고 되어 있다. 그리고 일단 노화가 시작되면 나이를 먹음에 따라 그것이 가속도적(加速度的)으로 진행된다.

노화가 진행된 노인에게 있어서 감기는 결코 얕잡아 볼 수 없는 질병이다. 저항력이 떨어지고 있기 때문에 감기에 걸리기 쉬운데다가 한번 걸리면 증상이 무거워지는 경향이 있기 때문이다. 노인에게 있어서 감기는 어린이 이상으로 주의를 요하는 질병인 것이다.

노인의 감기에서 가장 조심해야 할 것은 폐렴과 기관지염이다. 그렇게 말하는 것도 호흡기가 노화하고 있기 때문인데, 감기에 걸리면 상기도(上氣道)에 멈추지 않고 하기도(下氣道)로 진행하기 쉽기 때문이다. 폐렴, 기관지염의 합병이 매우 많아진다.

더구나 폐렴, 기관지염은 노인에게 있어서는 치명적인 질병이 될지도 모른다. 표에도 나타나듯이 나이를 먹음에 따라 폐렴, 기관지염으로 사망하는 비율이 높아지고 있다. 65세부터는 사망원인의 4위,

노인의 연령별 사인(死因)

	1 위	2 위	3 위	4 위	5 위	6 위	7 위
55~59세	암	마음의 병	뇌혈관 질환	간경화	불의의 사고	자살	폐렴, 기관지염
60~64세	〃	〃	〃	〃	〃	폐렴, 기관지염	자살
65~69세	〃	〃	〃	폐렴, 기관지염	간경화	불의의 사고	자살
70~74세	〃	〃	〃	〃	불의의 사고	신염(腎炎) 등	간경화
75~79세	〃	뇌혈관 질환	〃	〃	신염등	노쇠	불의의 사고
80~84세	뇌혈관 질환	마음의 병	암	〃	노쇠	고혈압성 질환	신염(腎炎) 등
85~89세	마음의 병	뇌혈관 질환	폐렴 기관지염	노쇠	암	〃	
90세~	〃	노쇠	뇌혈관 질환	폐렴, 기관지염	암	〃	순환계나 그밖의 질환

85~89세 사이는 심장병, 뇌혈관 장해에 이어 3위로 되어 있다.

폐렴 이외에도 기관지 천식, 기관지 확장증, 폐기종(肺氣腫 ; 폐 속에 공기가 너무 많이 모이는 질병) 등을 합병하는 경우가 있다.

특히 인플루엔자에 걸리면 폐렴을 시초로 여러 가지 합병증을 일으키기 쉬우므로 인플루엔자에 걸렸을 때는 세심한 주의가 필요하다.

본래 노인은 만성병을 가지고 있는 경우가 많다. 그 가운데에서도 기관지 천식, 결핵, 심장병, 당뇨병, 뇌혈관 장해 등의 지병이 있으면 한층 더 폐렴을 합병하기 쉬운 것이다. 감기에 걸림에 따라 이들 질병이 악화되는 경우도 적지 않다.

폐렴 만큼 중한 증상에는 할 수 없이 기침이나 가래가 많기 마련이고, 감기 증후군에서도 두통, 요통, 사지의 관절이나 근육의 통증, 전신의 나른함을 동반하기 쉬운 것이다.

완전히 치료하기 어려운 경향도 있고, 특히 기침과 가래가 겨울 내내 계속되는 경우도 있다.

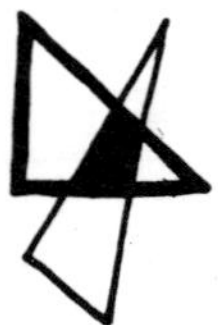

감기에 효과가 있는
민간약과 만드는 방법 ⑨

까만 콩 졸인 즙

까만 콩은 콩(大豆)의 일종이다. 포함하고 있는 영양소도 콩과 매우 비슷하고 단백질, 비타민B군, 지방질 등이 풍부하다.

까만콩은 콩이나 팥처럼 항상 사용되고 있는 것은 아니며, 다만 명절용 특별요리 정도이지만, 사실은 좀더 자주 이용하고 싶은 식품의 하나이다.

특히 까만 콩을 삶은 콩국물에는 기침을 가라앉히고 목의 염증을 억제하며 소리를 좋게 하는 작용이 있다고 한다. 명절용 특별요리인 까만 콩 요리는 설탕을 넣어서 쪄도 좋지만 비만에는 설탕을 넣지 않고 삶는 쪽이 좋을 것이다. 단, 설탕을 넣지 않으면 부패하기 쉬우므로 조금씩 만들어 냉장고에서 보존한다.

• 만드는 방법

까만 콩 150~200g을 먼지를 없애고 잘 씻어서 소쿠리에 담아 물기를 뺀다. 이것을 냄비에 넣고 4배의 물을 넣어 불에 올린다.

팔팔 끓으면 불을 약하게 하고 국물이 반으로 줄어들 때까지 계속 졸인다. 뜨거울 때, 까만콩을 거르고 졸인 즙을 병에 채워둔다. 이 즙을 차 대신 마신다. 마시기 어려우면 꿀이나 흑설탕을 조금 넣어서 먹어도 좋을 것이다.

안정이 지나치면 오히려 좋지 않다

이렇게 노인의 감기는 본래 중한 경향이 있다. 하지만 그렇다고 해도 단지 안정만 하고 있으면 그것으로 좋은가 하면 그렇지는 않다. 바꾸어 말해 그것이 나쁜 결과가 될 수도 있음이 문제인 것이다.

노인은 본래 다리와 허리가 약하므로 절대안정(絶對安靜)이 오래 계속되면 감기는 나아도 허리와 다리가 서지 않게 되고 마는 경우도 있다. 감기를 핑계로 해서 누워만 있는 경우가 적지 않을 것이다.

오랫동안 절대안정을 하고 있었기 때문에 오히려 폐렴을 일으키는 수도 있다. 무리를 해도 나쁘지만, 너무 안정을 취해도 폐(肺)의 기능을 약하게 한다는 것이 이 노인 감기에 대한 대책의 어려운 점이다.

병실은 충분히 따뜻하게 하고 가습기를 사용하기도 하며, 주전자에 물을 끓이기도 해서 습도도 좋게 한다. 특히 노인은 다리와 허리가 차가워지기 쉬우므로 발 끝을 따뜻하게 해준다. 식사는 저지방 고단백질, 고비타민으로 소화가 좋은 것을 조금씩 먹도록 한다.

그러나 감기의 증상이 심할 때는 별도로 하더라도 침상 위에서 일을 전부 마치려고는 하지 않는 것이 좋다. 세수나 화장실 등 몸 가까이의 일은 자신이 걸어가서 하는 것이 체력도 약해지지 않는다.

'병은 기분에서부터'라고 한다. 가족의 따뜻한 간호와 동시에 자기 스스로 질병을 고치고자 하는 의욕이 회복을 빠르게 하는, 무엇보다도 좋은 약인 것이다.

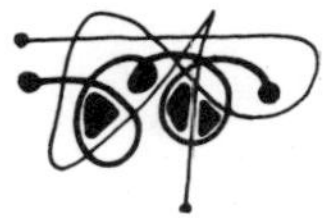

판권
본사
소유

현대가정의학시리즈-11

감기 예방과 치료법

2013년 9월 15일 재판
2013년 9월 28일 발행

지은이 현대건강연구회
펴낸이 최상일
펴낸곳 태을출판사
주 소 서울특별시 중구 동화동 52-107 동아빌딩내
전 화 02 · 2237 · 5577
팩 스 02 · 2233 · 6166
등 록 1973년 1월 10일 제 4-10호

ISBN 89--493-0420-1 13510

*잘못 만들어진 책은 잘된 책으로 바꾸어 드립니다.

• **주문 및 연락처**
우편번호 100-456
서울특별시 중구 동화동 52-107 동아빌딩내
전화 02 · 2237 · 5577 **팩스** 02 · 2233 · 6166